SANKET GAVADE

PONTOS OCULTOS NA GESTÃO DAS DTMs

SANKET GAVADE

PONTOS OCULTOS NA GESTÃO DAS DTMs

Biblioteca Dissertação

ScienciaScripts

Imprint

Cover image: www.ingimage.com

This book is a translation from the original published under ISBN 978-3-659-57144-2.

Publisher:
Sciencia Scripts
is a trademark of
Dodo Books Indian Ocean Ltd. and OmniScriptum S.R.L publishing group

120 High Road, East Finchley, London, N2 9ED, United Kingdom
Str. Armeneasca 28/1, office 1, Chisinau MD-2012, Republic of Moldova, Europe
Managing Directors: Ieva Konstantinova, Victoria Ursu
info@omniscriptum.com

Printed at: see last page
ISBN: 978-620-8-53214-7

ÍNDICE

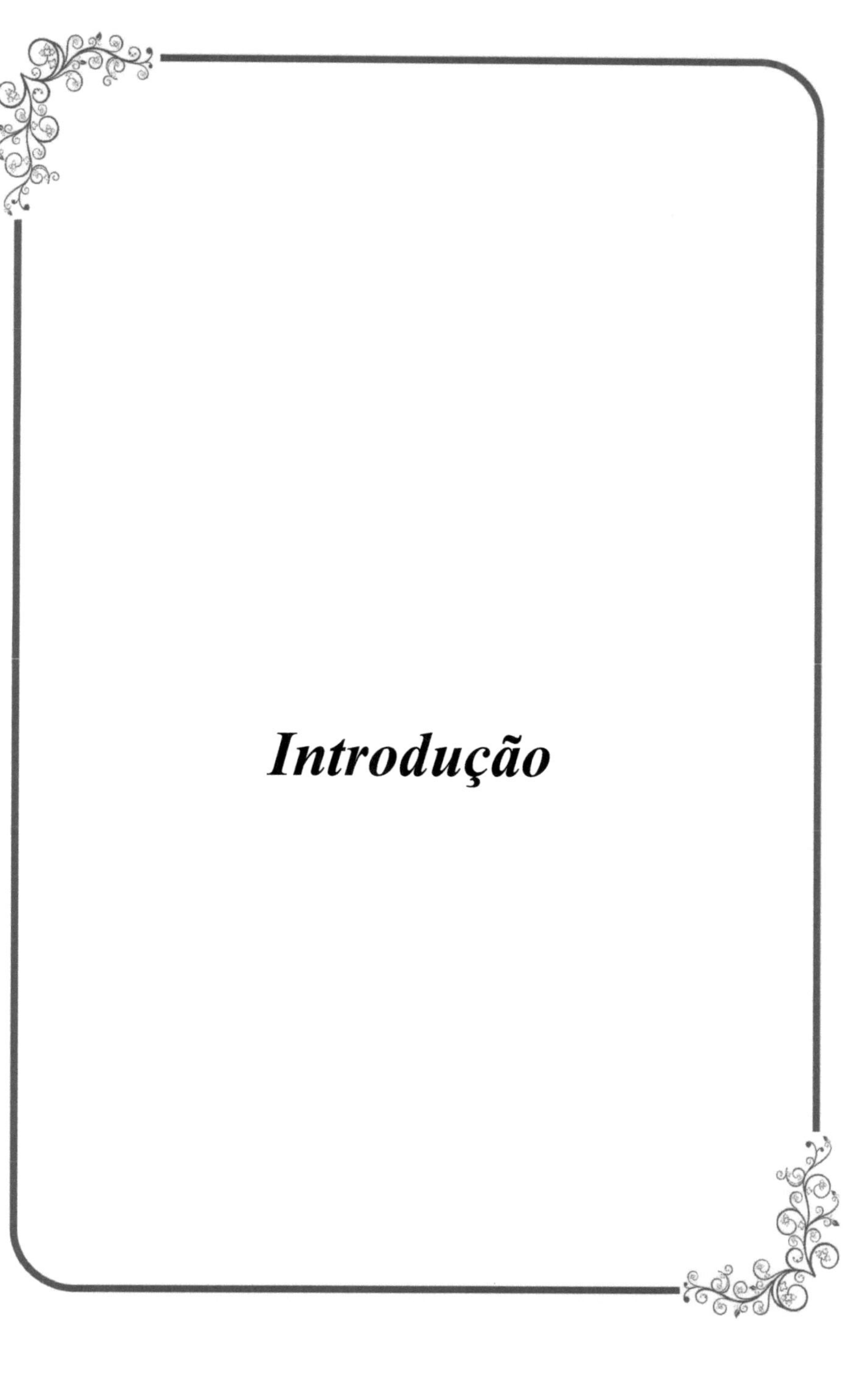

Introdução

1. INTRODUÇÃO

A articulação temporomandibular (ATM), também conhecida como articulação/articulação craniomandibular, é uma variedade complexa e elipsoidal de articulação sinovial. É uma articulação cartilaginosa secundária que é funcionalmente classificada como uma articulação em dobradiça com os encaixes deslizantes[1]. A presença de fibrocartilagem na ATM torna-a uma articulação especial. A sua mobilidade é controlada pelos dentes, bem como pelo osso, ligamentos e músculos, e nenhuma das articulações pode mover-se independentemente.

A articulação temporomandibular (ATM) é provavelmente a articulação mais , mas a menos compreendida do corpo. A articulação temporomandibular e as suas doenças têm um enigma para nós, dentistas, e mais especificamente para os protésicos.[2] Alguns destes problemas desenvolveram-se como resultado de uma falha na compreensão dos conceitos fundamentais de anatomia, fisiologia e doença, enquanto outros são o resultado de um diagnóstico incorreto.

Cada corpo biológico está continuamente exposto a muitas influências externas ou internas e o sistema adapta-se ou compensa. Este carácter de um sistema biológico diminui com a idade e com ela aumenta a resposta do sistema. Esta resposta associada às doenças temporomandibulares pode ser vista como sinais e sintomas clínicos que exibem uma função anormal, incompleta ou prejudicada da articulação temporomandibular. Em termos simples, as doenças temporomandibulares desenvolvem-se a partir de qualquer função normal com a ocorrência de um evento que excede a tolerância fisiológica do sistema da ATM.

Para determinar a extensão de uma DTM, é crucial fazer uma história detalhada com um exame de diagnóstico funcional e reconhecer as influências prejudiciais na articulação, que podem ser multifactoriais. Esta multiplicidade de factores exige que uma doença como a DTM seja tratada com uma abordagem multidisciplinar, com os conhecimentos combinados da medicina dentária e da medicina.

A solução e o problema para tratar as DTMs é a oclusão. Qualquer pequena variação da relação oclusal ideal pode causar instabilidade ortopédica da articulação, levando a modificações precisas para a corrigir. Várias delas incluem interferências oclusais, falta de dentes, contactos dentários anormais ou assimétricos e mordidas cruzadas. Estas relações oclusais incorrectas podem já existir na boca do paciente ou, por vezes, devido a uma prótese defeituosa, podem dar origem a uma pequena alteração oclusal ou a uma forma crónica.

Existem alguns aparelhos dentários feitos à medida, denominados talas oclusais, também conhecidos como talas de mordida ou protectores noturnos, que são concebidos para se adaptarem aos dentes superiores e inferiores e que ajudam a gerir condições dentárias como as perturbações da articulação temporomandibular (DTM) e o bruxismo. O seu papel é, sobretudo, proteger os dentes do desgaste que ocorre excessivamente durante hábitos parafuncionais como o cerrar e o ranger de dentes. Além disso, proporcionam uma mordida mais equilibrada, melhorando assim a função e reduzindo a tensão na articulação temporomandibular. Um papel importante é que também proporcionam uma plataforma estável tanto para as arcadas como para as articulações, dispersando as tensões sobre os dentes individuais.

Portanto, como protéticos, é nossa responsabilidade avaliar, compreender a oclusão, tratar os sintomas e devolver a oclusão normal ao paciente.

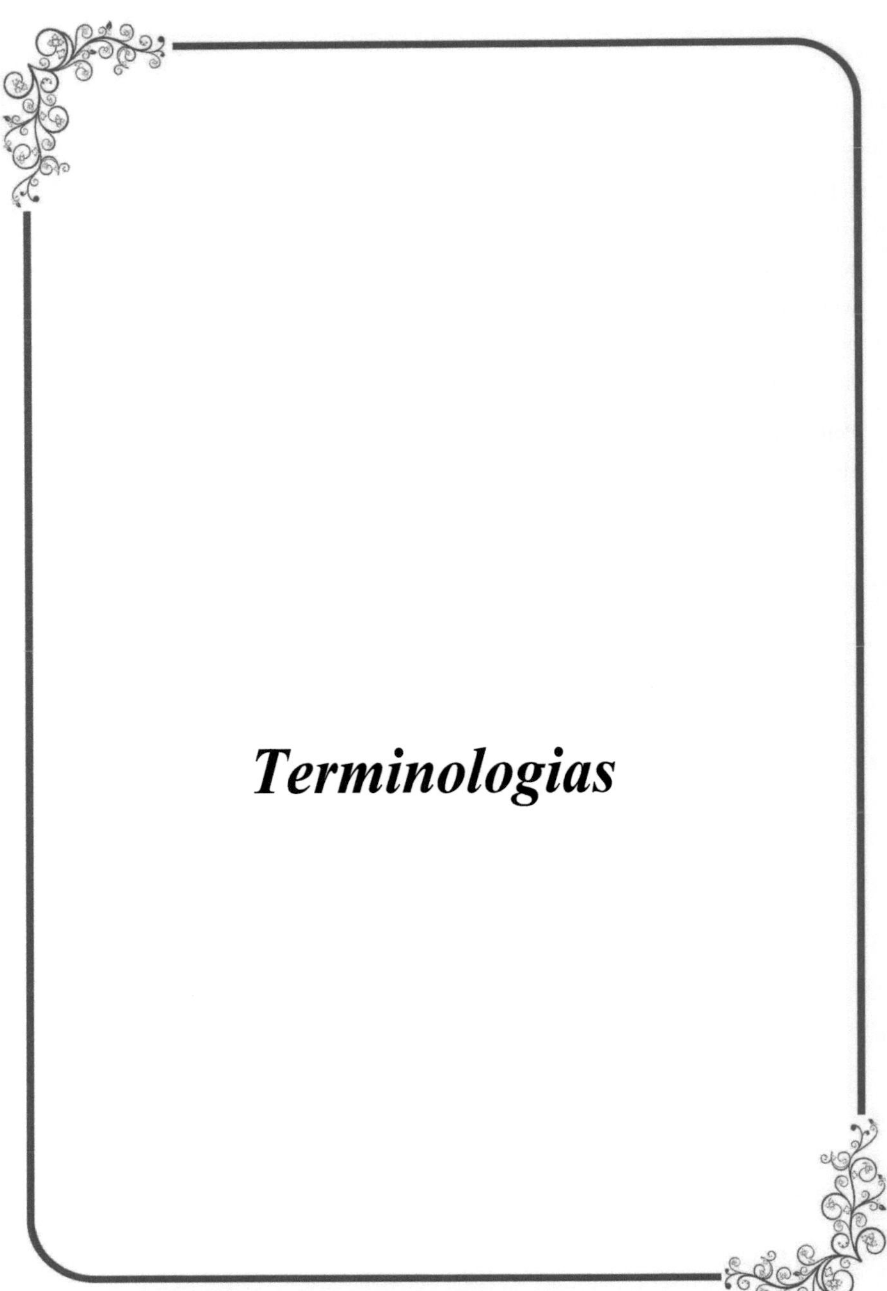

Terminologias

2. TERMINOLOGIAS

- Talas de reposicionamento anterior: Estas talas foram concebidas para reposicionar a mandíbula para a frente, o que pode ajudar a reduzir a dor da ATM e a melhorar a função da mandíbula.

- Protetor de mordida: Outro termo para uma tala oclusal, muitas vezes utilizado indistintamente. É normalmente utilizada para proteger os dentes do ranger ou cerrar de dentes.

- Bruxismo: O ranger involuntário ou habitual dos dentes, normalmente durante o sono. As talas oclusais são normalmente utilizadas para tratar esta condição.

- Síndrome de Disfunção Dolorosa Miofascial: Uma condição caracterizada por dor e disfunção nos músculos que controlam o movimento do maxilar. As talas oclusais podem ajudar a aliviar os sintomas.

- Talas não permissivas: Estas talas restringem determinados movimentos do maxilar para reposicionar a mandíbula. São frequentemente utilizadas para tratar perturbações específicas da ATM.

- Splint oclusal: Um aparelho dentário amovível que cobre as superfícies de mordida dos dentes numa arcada dentária. É utilizado para gerir as perturbações temporomandibulares (DTM), o bruxismo (ranger dos dentes) e outros problemas oclusais.

- Talas permissivas: Estas talas permitem que os dentes se movam livremente e são concebidas para reduzir a atividade muscular e aliviar a dor. Exemplos incluem as talas de estabilização e os protectores noturnos.

- Articulação temporomandibular (ATM): A articulação que liga o maxilar inferior (mandíbula) ao crânio. As perturbações desta articulação são frequentemente tratadas com talas oclusais7.

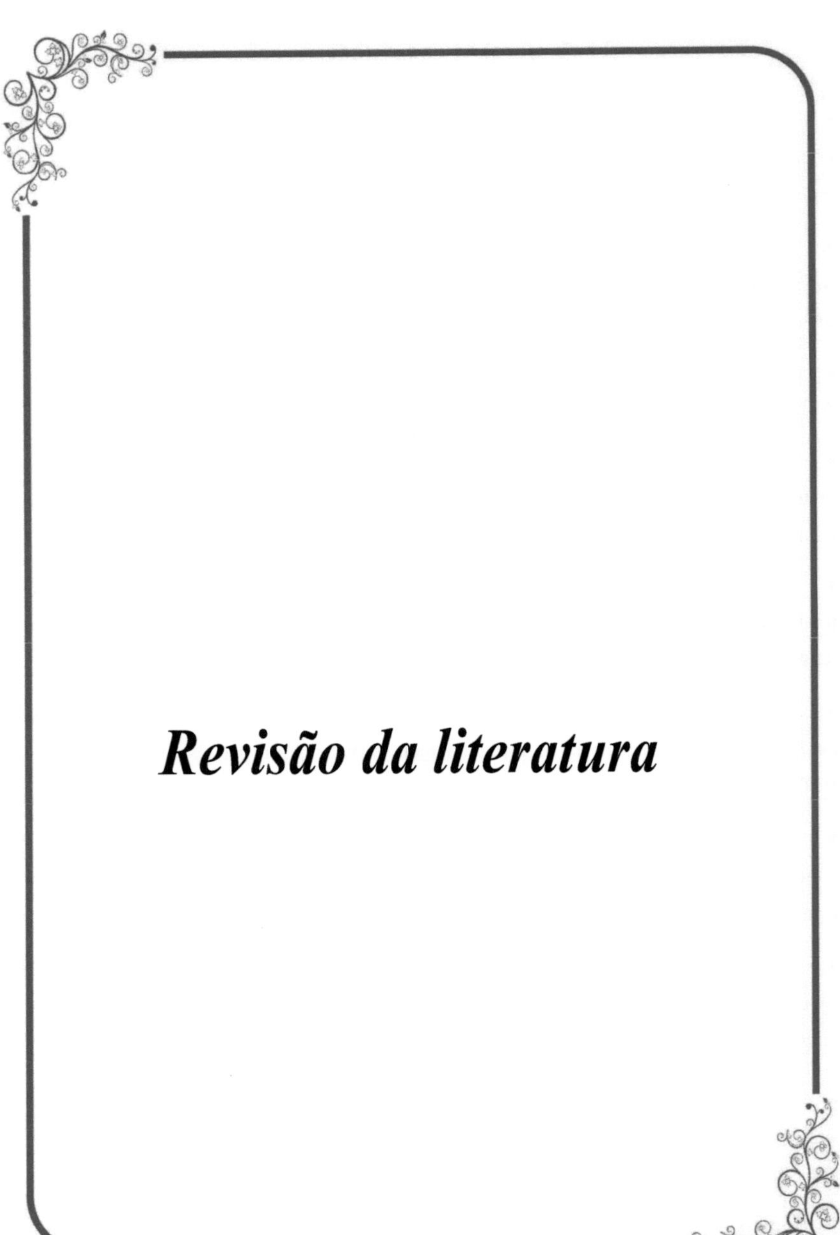

Revisão da literatura

3. REVISÃO DA LITERATURA

Irvin J. Brussell, em 1949, concluiu que as síndromes e os complexos de síndromes da articulação temporomandibular são variáveis e numerosos e que o seu diagnóstico e tratamento se sobrepõem aos campos de ação da medicina dentária e da medicina. Concluiu também que os sintomas articulação temporomandibular não são invulgares. Dois ou mais sintomas clínicos são encontrados em mais de 57% dos pacientes com 23 anos ou mais, a partir do exame de grupos não selecionados[3].

K L Kreutziger e P E Mahan, em 1975, efectuaram um diagnóstico para chegar a diagnóstico preciso da doença degenerativa da articulação temporomandibular (TDJD). Foram descritos os achados clínicos diferenciadores da doença articular degenerativa (DJD) e da artrite reumatoide da articulação temporomandibular (TMJ). Foram apresentados os princípios e as modalidades de gestão global da TDJD na forma e na sequência necessárias para permitir a aplicação clínica prática. Os métodos de tratamento foram aplicados ao tratamento de doentes com TDJD aguda e crónica. O procedimento cirúrgico para TDJD, condilectomia alta intracapsular com uma incisão pré-auricular, é descrito com o pormenor necessário para uma aplicação individual. Foram apresentados relatos de casos para ilustrar o tratamento abrangente de TDJD.[4]

Helland MM, em 1980, concluiu que a função da articulação temporomandibular se baseia no desenho articular, no controlo neuromuscular e na integridade dos elementos de tecido mole que compõem a anatomia. Através do estudo da cinesiologia e da artroquinemática, a natureza exacta do movimento é conhecida e, com alguma compreensão da deglutinação e do processo mastigatório, a função global da articulação temporomandibular torna-se aparente. A relação entre os componentes ósseos, as estruturas ligamentares, os músculos e a neurologia identifica funções específicas e não específicas que são facilmente previsíveis. É com base nesta relação que as investigações prosseguem quando se tenta remediar as disfunções desta articulação tão utilizada.[5]

Manns A. e Miralles R, em 1983, realizaram um estudo em que foram utilizadas talas oclusais construídas em três alturas verticais diferentes para estudar a influência da dimensão vertical na etiologia do bruxismo e da síndrome MPD. A dimensão vertical de menor atividade EMG foi determinada para cada um dos 75 pacientes que foram divididos aleatoriamente em três grupos de acordo com a dimensão vertical em que a tala oclusal foi construída. As talas oclusais do grupo I foram construídas a 1 mm da dimensão vertical oclusal, as do grupo II a 4,42 mm e as do grupo III a 8,15 mm. Os resultados mostraram uma redução mais rápida e completa dos sintomas clínicos para os grupos II e III do que para o grupo I. O uso temporário de splints oclusais com uma altura vertical que excede a posição de repouso fisiológico não promoveu um maior tónus muscular ou hiperatividade dos músculos maxilares. Conclui-se que o alongamento dos músculos elevadores até à dimensão vertical de menor atividade EMG ou próximo desta, através de talas oclusais, é mais eficaz na produção de relaxamento neuromuscular.[6]

Bowley J F e Gale E N, em 1987, efectuaram um estudo em que dez indivíduos do sexo feminino, sem história de perturbações temporomandibulares, realizaram cinco exercícios concebidos para induzir dor nos músculos mastigatórios. Três dos exercícios eram réplicas dos estudos de Christensen (1970) e de ranger de dentes (1971) e do estudo de Scott e Lundeen (1980) sobre a protrusão mandibular. Os outros dois exercícios foram concebidos para induzir dor muscular mastigatória unilateral específica. A quantidade de dor muscular, bem como o tempo de início e a duração foram avaliados por um exame clínico de palpação e um questionário de dor. Estes cinco métodos de indução de dor não produziram consistentemente dor muscular mastigatória em indivíduos sem dor. No entanto, alguns indivíduos pareciam ser muito susceptíveis de desenvolver dor durante ou após a maioria dos exercícios. Estes indivíduos susceptíveis demonstraram um padrão de dor muscular bilateral após os exercícios de stress unilateral. Nenhum dos cinco exercícios produziu uma quantidade estatisticamente significativa de dor no músculo mastigatório específica do local, determinada pelo exame de palpação ou pelo questionário de dor, mesmo quando o exercício se destinava a produzir tal especificidade. O facto de alguns indivíduos terem desenvolvido dor muscular mastigatória é indicativo de que o exercício muscular e a fadiga podem levar a sintomas semelhantes aos da DTM.[7]

Merida-Velasco JR, Rodriguez-Vazquez JF, Merida-Velasco JA, Sanchez-Montesinos I, Espin-Ferra J e Jimenez-Collado J publicaram **em 1999** uma investigação sobre o desenvolvimento da articulação temporomandibular (ATM) humana. No entanto, existe alguma discordância relativamente ao seu momento morfológico. Os aspectos mais controversos dizem respeito ao momento da organização inicial do côndilo e da parte escamosa do osso temporal, do disco articular e da cápsula e também à cavitação e ao início da condrogénese condilar. Foram estudadas por microscopia ótica secções seriadas de 70 espécimes humanos entre as semanas 7 e 17 de desenvolvimento (25 embriões e 45 fetos). Todos os espécimes foram obtidos das colecções do Instituto de Embriologia da Universidade

Complutense de Madrid e do Departamento de Ciências Morfológicas da Universidade de Granada. Foram identificadas três fases no desenvolvimento da ATM. A primeira é a fase blastemática (semanas 7-8 de desenvolvimento), que corresponde ao início da organização do côndilo e do disco e cápsula articulares. Durante a 8ª semana inicia-se a ossificação intramembranosa do osso escamoso temporal. A segunda fase é a fase de cavitação (semanas 9- 11 de desenvolvimento), que corresponde à formação inicial da cavidade articular inferior (semana 9) e ao início da condrogénese condilar. A semana 11 marca o início da organização da cavidade articular superior. E a terceira fase é o estágio de maturação (após a 12ª semana de desenvolvimento). Este trabalho estabelece três fases no desenvolvimento da ATM: 1) a fase blastemática (semanas 7-8 de desenvolvimento); 2) a fase de cavitação (semanas 9-11 de desenvolvimento); e 3) a fase de maturação (após a semana 12 de desenvolvimento). Este estudo identifica o período crítico da morfogénese da ATM como ocorrendo entre as semanas 7 e 11 de desenvolvimento.[8]

Israel H A e Scrivani S J, em 2000, afirmaram que a dor oral, facial e de cabeça crónica é um problema clínico comum e que o diagnóstico e a gestão adequados constituem um desafio para os profissionais de saúde. Muitas vezes, os pacientes procuram primeiro os cuidados dos dentistas devido à localização da dor na cavidade oral e nas estruturas circundantes. Este artigo enfatiza a importância de estabelecer diagnósticos exactos e de realizar uma triagem adequada do doente com dor orofacial complexa.[9]

Avery J K, em 2001, afirmou que as parteiras tradicionais têm sido um bom meio de transmissão de mensagens de educação para a saúde de forma culturalmente aceitável. Acredita-se que elas serão um bom recurso para desmistificar os conceitos errados associados à inversão da sequência da erupção na comunidade. Avaliar as opiniões dos TBA's relativamente à reversão da sequência de erupção dos incisivos centrais primários em bebés. Muitos dos TBA's têm mentalidades divergentes relativamente a estas crianças e às suas famílias. As práticas de muitos dos TBA's em relação a esses dentes são perturbadoras e necessitam de uma intervenção urgente. O risco é que as parteiras tradicionais dêem conselhos errados a esses pais e que as crianças afectadas sejam , estigmatizadas e expostas a perigos. As parteiras tradicionais mais velhas e menos instruídas têm uma maior tendência para acreditar nestas ideias erradas.[10]

Baba K., Tsukiyama Y., Yamazaki M. e Clark G.T em 2001 concluíram que A Associação Dentária Americana aprovou vários dispositivos como auxiliares no diagnóstico de desordens temporomandibulares. No entanto, subsistem preocupações quanto à sua segurança e eficácia. Este artigo revê a validade e a utilização de vários instrumentos que afirmam servir como auxiliares na deteção de dor nos músculos mastigatórios, trismo, ruídos articulares e limitação do movimento da mandíbula. Uma revisão de dados de 62 artigos publicados indicou que, embora os dispositivos comerciais que medem a sensibilidade dos músculos da mandíbula, os níveis de atividade muscular, os ruídos articulares e o movimento da mandíbula sejam seguros e possam documentar estes fenómenos, ainda não realizadas análises de custo-benefício destes dispositivos. Além disso, estes dispositivos não demonstraram ter um valor diagnóstico autónomo e, quando testados, demonstraram níveis de sensibilidade e especificidade inaceitáveis . Não se pode dizer que nenhum dos instrumentos analisados neste artigo forneça mais do que documentação auxiliar.[11]

Em 2001, Svensson P, Burgaard A e Schlosser S realizaram um estudo que 11 homens saudáveis cerraram os punhos num medidor de força de mordida durante 60 minutos a 10% da contração voluntária máxima (CVM) e avaliaram a intensidade da fadiga e da dor em escalas visuais analógicas (EVA) separadas de 10 cm. A atividade EMG de superfície dos músculos masseter e temporal anterior foi registada em períodos de 10 s a cada 5 min durante a tarefa. Os limiares de pressão-dor (PPT) nos músculos de fecho da mandíbula, a abertura máxima da mandíbula sem assistência e a CVM foram determinados antes e depois da tarefa. Todos os participantes relataram uma sensação crescente de fadiga nos músculos de fecho da mandíbula durante a tarefa (média+/-DS: pico VAS=7,5+/-2,0 cm), mas todos foram capazes de manter a força necessária. A maioria (7/11) também referiu uma sensação dolorosa (pico EVA=2,7+/-2,8 cm). A capacidade de abertura da mandíbula (59,5+/-7,4 vs. 58,3+/-6,5 mm, P=0,031) e a CVM (777+/-73 vs. 652+/-115 N, P=0,002) diminuíram ligeiramente, mas de forma significativa, imediatamente após a tarefa, enquanto as PPT permaneceram inalteradas (ANOVA: P=0,612). A frequência média da atividade EMG diminuiu em todos os músculos durante tarefa (95,7 vs. 46,6 Hz; P<0,001), e a raiz dos quadrados médios aumentou (53,2 vs. 154 microV, P<0,001). As alterações na atividade EMG estavam mais fortemente correlacionadas com a sensação de fadiga do que com a de dor. Estes resultados demonstram que uma tarefa de cerramento sustentado e de baixa intensidade pode induzir indicações subjectivas e electrofisiológicas de fadiga.[12]

Svensson P e Graven-Nielsen T, em 2001, analisaram a literatura em que a dor muscular craniofacial foi induzida por técnicas experimentais em animais e voluntários humanos e em que os efeitos na função somatossensorial e motora avaliados em condições padronizadas. Esta informação é comparada com os correlatos clínicos, que podem ser derivados dos numerosos estudos transversais em pacientes com dores musculares craniofaciais. A literatura experimental indica claramente que a dor muscular tem efeitos significativos tanto na função somatossensorial como na função motora craniofacial. As manifestações somatossensoriais típicas da dor muscular experimental são a dor referida e o aumento da sensibilidade das áreas homotópicas. A função motora craniofacial é inibida principalmente durante a dor muscular experimental, mas a excitação dependente da fase também é encontrada durante a mastigação para reduzir a amplitude e a velocidade dos movimentos da mandíbula. As alterações da função somatossensorial e motora podem, portanto, ser vistas como consequências da dor e não como factores que a provocam. Nesta perspetiva, são discutidas as implicações para o diagnóstico e tratamento da dor muscular persistente.[13]

Feteih R M., em 2006, realizou um estudo para avaliar a prevalência de sinais e sintomas de desordens temporomandibulares (DTM) e hábitos de parafunção oral entre adolescentes sauditas na fase de dentição permanente. A prevalência de sinais de DTM foi de 21,3%, sendo os sons articulares o sinal mais prevalente. Já os sintomas de DTM foram encontrados em 33%, sendo a dor de cabeça o mais prevalente. Entre parafunções orais, o morder de lábios/bochechas foi o mais prevalente, 41%, seguido do roer de unhas, 29%.[14]

Winocur E, Littner D, Adams I e Gavish A, em 2006, realizaram um estudo para obter a prevalência de parafunções orais e sinais e sintomas de desordens temporomandibulares (DTM) em adolescentes do sexo feminino e masculino, comparando-os e avaliando a sua relação entre si. As adolescentes do sexo feminino apresentaram maior prevalência de sinais e sintomas de DTM e realizavam hábitos orais com maior intensidade. A atividade parafuncional pode ser outro fator que contribui para as discrepâncias encontradas na prevalência de sinais e sintomas entre os sexos. Os hábitos parafuncionais e o género podem ser factores de risco de DTM.[15]

Fischer DJ, Mueller BA, Critchlow CW e LeResche L., em 2006, apresentaram um método para avaliar o risco de dor auto-relatada por desordem temporomandibular (DTM) entre adolescentes em relação a lesões anteriores na cabeça e/ou pescoço. Os resultados sugerem uma associação modesta de lesões anteriores na cabeça com a dor de DTM auto-relatada e clinicamente diagnosticada em adolescentes.[16]

Alomar X, Medrano J, Cabratosa J, Clavero J, Lorente M e Serra I em 2007 A articulação temporomandibular (ATM), também conhecida como articulação mandibular, é uma variedade elipsoide das articulações sinoviais direita e esquerda que formam uma articulação bicondilar. As caraterísticas comuns das articulações sinoviais exibidas por esta articulação incluem uma cápsula fibrosa, um disco, membrana sinovial, fluido e ligamentos adjacentes resistentes. Não só a mandíbula é um osso único, como também o crânio é mecanicamente um componente único e estável; por conseguinte, a terminologia correta para a articulação é articulação craniomandibular. O termo articulação temporomandibular é enganador e parece referir-se apenas a um lado quando se refere à função da articulação. A ressonância magnética tem delinear com precisão as estruturas da ATM e é a melhor técnica para correlacionar e comparar os componentes da ATM, tais como osso, disco, fluido, cápsula e ligamentos, com amostras de autópsia.[17]

Hersh E V, Balasubramaniam R e Pinto A., em 2008, reviram a farmacologia, a toxicologia e a investigação que apoiam a utilização de uma série de agentes farmacológicos que têm sido utilizados em doentes com DTM, incluindo fármacos anti-inflamatórios não esteróides, corticosteróides, benzodiazepinas, hipnóticos sedativos não benzodiazepínicos, opióides, relaxantes musculares , capsaicina, lidocaína transdérmica, antidepressivos e anticonvulsivos. Também são feitas recomendações sobre o uso adequado de cada classe de medicamentos.[18]

Ohrbach R, Markiewicz MR e McCall WD Jr, em 2008, apresentaram um estudo para avaliar se (i) cada termo comportamental é distinto electromiograficamente e (ii) se os indivíduos com perturbações temporomandibulares (DTM) diferem dos indivíduos sem DTM no seu desempenho. A atividade electromiográfica de superfície (EMG) foi utilizada para medir os músculos masseter, temporal e supra-hióideo bilateralmente enquanto os sujeitos (27 pacientes com DTM; 27 controlos saudáveis) realizavam dez comportamentos orais sem explicação. A média dos dados electromiográficos foi calculada entre os músculos bilaterais e duas tentativas. Uma construção multivariada (atividade muscular da mandíbula) foi analisada utilizando o lambda de Wilks na análise multivariada de variância (manova). Os comportamentos óbvios (por exemplo, cerrar os dentes, ler, pressionar a língua) apresentaram os padrões EMG esperados, e os doentes e os controlos produziram gráficos de perfil idênticos dos dados EMG. Dos 10 comportamentos testados, nove foram associados a proporções significativamente diferentes de amplitudes nos músculos e, portanto, eram únicos. Os comportamentos com termos semelhantes foram associados a padrões EMG diferentes. Os presentes dados apoiam a especificidade dos termos e desempenhos comportamentais. As implicações incluem a causalidade relacionada com a DTM baseada em comportamentos subtis que ocorrem com elevada frequência.[19]

Num estudo realizado por **Kindler S, Samietz S, Houshmand M, Grabe H J e Bernhardt**

O em 2012, foram analisados os dados de acompanhamento de 5 anos do Estudo de Saúde da Pomerânia (SHIP), de base populacional. Para estimar o efeito dos sintomas de depressão e de ansiedade no risco de dor de DTM, foi utilizado o Composite International Diagnostic-Screener (CID-S) e um exame clínico funcional com palpação articulação temporomandibular e dos músculos mastigatórios. Após a exclusão dos indivíduos que apresentavam dor articular no início do estudo, resultou uma amostra de 3.006 participantes caucasianos com uma idade média de 49 anos. Destes, 122 participantes apresentavam sinais de dor na articulação da DTM à palpação. Os indivíduos com sintomas de depressão apresentavam um risco acrescido de dor articular DTM à palpação (rácio de taxa: 2,1; intervalo de confiança de 95%: 1,5-3,0; P < .001). Os sintomas de ansiedade foram associados à dor articular e à dor muscular. O diagnóstico, a prevenção e a terapia da dor da DTM também devem considerar os sintomas de depressão e os de ansiedade, e terapias apropriadas, se necessário.[20]

Almasan OC, Baciut M e Baciut G, em 2012, fizeram uma revisão com o objetivo de apresentar uma visão atual sobre os factores mais frequentes envolvidos nos mecanismos que causam desordens temporomandibulares (DTM). A etiopatogénese desta condição é mal compreendida, pelo que as DTM são difíceis de diagnosticar e gerir. A identificação precoce e correta dos possíveis factores etiológicos permitirá a aplicação do esquema de tratamento adequado de forma a reduzir ou eliminar os sinais e sintomas debilitantes das DTMs.[21]

Velly AM, Gornitsky M e Philippe P. 2013 apresentaram um estudo de caso-controlo para investigar os factores que contribuem para a dor miofascial mastigatória crónica (MFP). Oitenta e três pacientes com MFP, selecionados nas clínicas dentárias dos hospitais Jewish General e Montreal General, Montreal, Canadá, e 100 controlos simultâneos selecionados apenas na primeira clínica, participaram neste estudo. A associação com a MFP foi avaliada em relação ao bruxismo, traumatismo crânio-encefálico, factores psicológicos (questionário de verificação de sintomas 90 revisto, SCL-90R) e caraterísticas sociodemográficas, utilizando regressão logística incondicional. O ranger de dentes foi associado a MFP crónica em múltiplos modelos, incluindo ansiedade (OR=8,48; IC 95%: 2,85; 25,25) e depressão (OR=8,13; IC 95%: 2,76; 23,97). Esta associação também se manteve para MFP, excluindo todas as outras desordens temporomandibulares (DTM). Apenas o apertamento (OR=2,54; IC 95%: 1,10; 5,87) e o trauma (OR=2,10; IC 95%: 1,0; 4,50) foram associados à MFP crónica, quando o nível de ansiedade foi ajustado no modelo. Não foram observadas alterações significativas quando os efeitos do aperto apenas (2,76; IC 95%: 1,20; 6,35) e do trauma (OR=2,08; IC 95%: 1,03; 4,40) foram ajustados para a depressão. O hábito de cerrar os dentes e o hábito de ranger os dentes permaneceram relacionados com a MFP, independentemente de os pacientes terem sido informados sobre estes hábitos. Uma pontuação mais elevada de ansiedade (OR=5,12; IC 95%: 1,36; 19,41) e depressão (OR=3,51; IC 95%: 1,07; 11,54) foi associada a MFP, bem como a outros sintomas psicológicos. Além disso, o sexo feminino apresentava um risco quase três vezes maior de MFP crónica do que o sexo masculino quando o modelo era também ajustado para os sintomas psicológicos. O ranger de dentes, a idade, o rendimento familiar e a educação não estavam relacionados com a MFP crónica. O cerramento dos dentes, o trauma e o género feminino podem contribuir para a MFP mesmo quando outros sintomas psicológicos são semelhantes entre os indivíduos.[22]

Almasan OC, Baciut M, Almasan H A, Bran S, Lascu L e Iancu M, em 2013, apresentaram um método para estabelecer o padrão esquelético em indivíduos com más oclusões e desordens temporomandibulares (DTM); para avaliar a relação entre as estruturas esqueléticas craniofaciais e as DTM em indivíduos com más oclusões. O estado da articulação temporomandibular é um fator importante a considerar quando se planeia o tratamento ortodôntico em pacientes com más oclusões severas; o desvio da linha média, o grande overjet e a sobremordida profunda têm sido associados a sinais e sintomas de DTM.[23]

Num estudo realizado por **Cuccia AM, Caradonna C, Caradonna D, Anastasi G e Milardi D** em **2013,** o objetivo era analisar imagens tridimensionais do fornecimento arterial à articulação temporomandibular. A técnica de renderização direta de volume foi considerada bem-sucedida na avaliação do fornecimento arterial à articulação temporomandibular. A artéria temporal superficial e a artéria maxilar corriam ao longo dos lados lateral e medial do colo do côndilo, sugerindo que estas artérias estão em risco acrescido durante procedimentos em tecidos moles, como uma artroplastia electiva da articulação temporomandibular.[24]

B Dalewski, M Chrusciel - Nogalska e B Fraczak, em 2014, realizaram um estudo para avaliar a tala oclusal e uma tala modificada de inibição nociceptiva do trigémeo na terapia do bruxismo; os níveis de atividade EMG durante a atividade postural e a contração voluntária máxima dos músculos temporal superficial e masseter foram comparados antes e após 30 dias de tratamento. Nem a tala oclusal nem a tala de inibição nociceptiva do trigémeo mostraram qualquer influência significativa nos músculos examinados.[25]

M. Reyes-Sevilla, R. H. Kuijs, A. Werner, C. J. Kleverlaan e F. Lobbezoo em 2018 para comparar o desgaste entre materiais de talas oclusais e materiais compósitos de resina. Os materiais selecionados para este estudo foram três compósitos utilizados para restaurações diretas (Filtek Z250, CLEARFIL AP-X e Filtek Supreme XT) e quatro materiais para talas oclusais, nomeadamente, uma resina de poliamida (ThermoSens), um polimetilmetacrilato (PMMA) convencional (processado à mão), fresado e impresso. As taxas de desgaste foram significativamente mais elevadas para os materiais PMMA convencional e fresado do que para todos os outros materiais ($p < 0,001$). As taxas de desgaste do PMMA impresso e da resina de poliamida foram comparáveis às taxas de desgaste do compósito. [26]

Subir Banerji, Mclin Dent, Shamir Mehta, Niek Opdam e Bas Loomans publicaram**, em 2019,** um artigo para discutir a utilização de talas oclusais macias e de cobertura total. Uma tala de estabilização fornece essencialmente ao paciente um esquema oclusal ideal amovível, de acordo com os princípios do esquema oclusal de proteção mútua. Existe uma grande variedade de aparelhos que servem uma variedade de objectivos diferentes na medicina dentária clínica. Para efeitos descritivos, podem ser classificados de acordo com o seu nível de cobertura (total ou parcial), a sua consistência (dura ou macia), a arcada onde podem ser aplicados ou se reposicionam a mandíbula numa posição pré-determinada ou se são planos, ou seja, da variedade de estabilização. A capacidade de prescrever e construir uma tala de estabilização tem muitos méritos potenciais para o dentista restaurador.[27]

Shimin Wang, Zheng Li, Hongqiang Ye, Wenyan Zhao, Yunsong Liu e Yongsheng Zhou publicaram **em 2020** um artigo para comparar o tempo manual e os efeitos clínicos preliminares entre as talas oclusais fabricadas digitalmente para pacientes com bruxismo do sono e as talas rígidas tradicionais. Verificou-se que as talas fabricadas digitalmente apresentam um conforto e uma eficiência de tempo significativamente melhores do que as talas rígidas tradicionais. Além disso, o novo material de fresagem (PEEK) tem melhor resistência ao desgaste do que as resinas acrílicas. [28]

Bordoni B e Varacallo M em 2021 revisaram o artigo de anatomia funcional, desenvolvimento embriológico, diferenças na anatomia da criança e do adulto, com um olhar sobre as variáveis cirúrgicas, clínicas e outras variáveis fisiológicas que influenciam a função temporomandibular. O texto revê a abordagem manual da ATM, que é frequentemente utilizada como suporte para a reabilitação articular, em sinergia com o médico.[29]

Alvaro Blasi, Víctor Henarejos-Domingo, Ricardo Palacios-Banuelos, Carla Vidal-Ponsoda, Conrado Aparicio e Miguel Roig, em 2023, efectuaram um estudo piloto para avaliar as alterações volumétricas na superfície oclusal de dispositivos oclusais fabricados com desenho e fabrico assistidos por computador (CAD-CAM), seguindo um fluxo de trabalho totalmente digital após o ajuste oclusal, em comparação com os dispositivos fabricados com um fluxo de trabalho analógico. Os dispositivos oclusais fabricados segundo um fluxo de trabalho totalmente digital resultaram em menos ajustes oclusais, uma vez que podem ser uma alternativa válida aos dispositivos fabricados segundo um fluxo de trabalho analógico.[30]

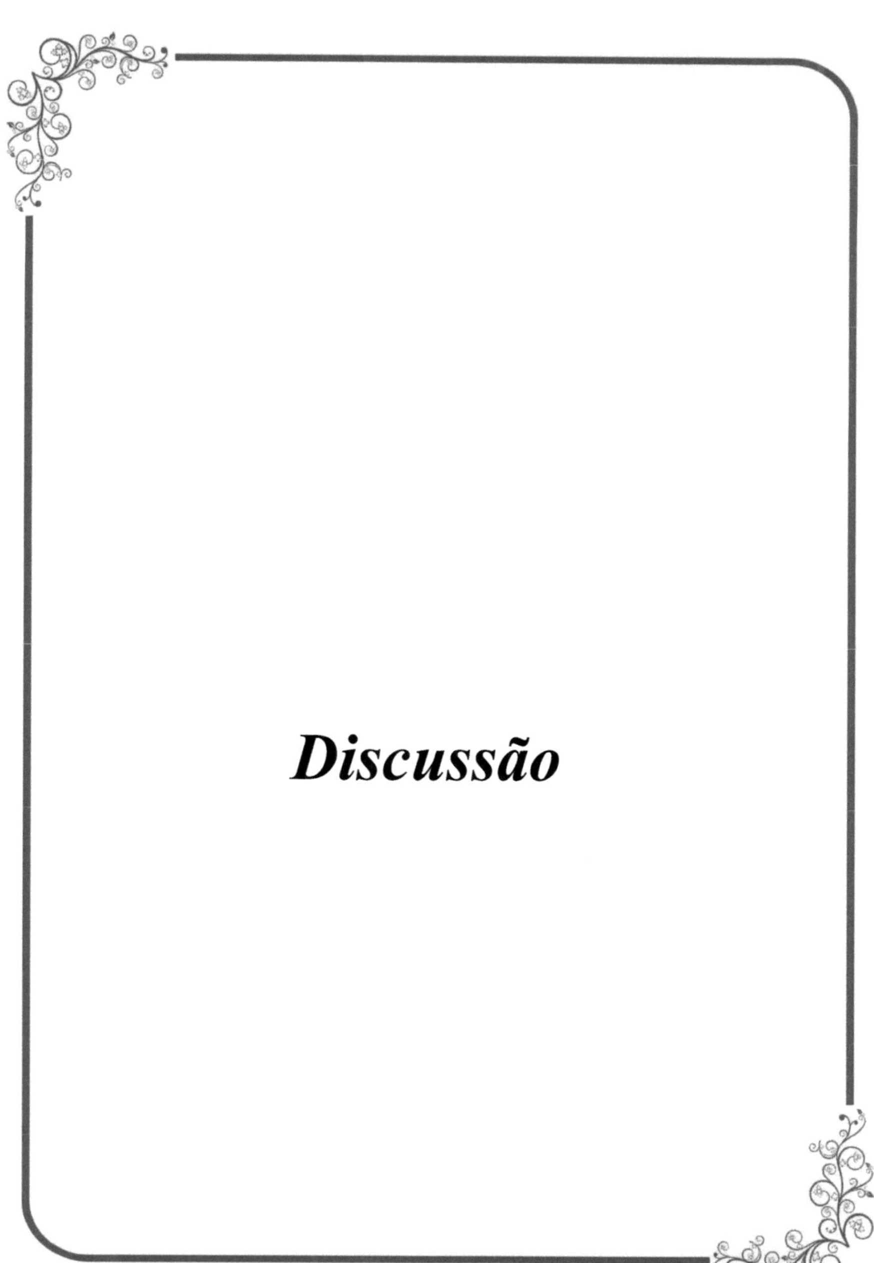

Discussão

4. DISCUSSÃO

Mesmo com uma grande quantidade de investigação clínica sobre o assunto, as desordens temporomandibulares (DTM), a fonte mais prevalente de dor não dentária na área craniofacial, continuam a ser difíceis de diagnosticar e tratar pelos médicos. Isto deve-se ao facto de as DTM serem um termo genérico que abrange uma variedade de perturbações com etiologias complexas e uma vasta gama de gravidade dos sintomas. Fascinantemente, muitos sintomas e indicadores desaparecem por si próprios sem necessidade de intervenção médica, enquanto outros se prolongam durante anos após terem sido tomadas todas as medidas possíveis. Ainda mais confuso é o facto de muitos casos de DTM terem também uma componente biopsicossocial importante com uma variedade de sintomas psicológicos relacionados, como a ansiedade e a tristeza, mesmo que alguns possam ter uma origem médica claramente identificável.

As opiniões sobre o melhor método de tratamento das DTM são frequentemente ambíguas, tornando-as num problema de saúde sério e complexo. Nesta revisão, começamos por analisar as teorias mais recentes sobre a etiologia e o diagnóstico das DTM e, em seguida, analisamos uma abordagem cirúrgica moderna ao tratamento.

4.1 EMBRIOLOGIA DA TMJ

O desenvolvimento da ATM deve-se a importantes eventos morfogénicos que ocorrem entre a 7ª e a 20ª semana de vida embrionária. Por volta desta altura, a mandíbula começa a crescer, lateralmente à cartilagem de Meckle, durante a 7ª a 8ª semana embrionária, enquanto a maxila se desenvolve por volta da 12ª semana.

A mandíbula é o primeiro osso da região da cabeça e do pescoço a ossificar, e fá-lo entre a 10ª e a 12ª semana. O côndilo começa por ser cartilaginoso antes de sofrer uma ossificação endocondral. Com 8 semanas de desenvolvimento, esta articulação só pode efetuar movimentos simples de rotação ou de vestibularização.

Existem três fases no desenvolvimento da ATM:

1. Fase blastémica (7ª - 8ª semana; desenvolvimento dos côndilos, fossa articular, disco articular e cápsula)

2. Cavitação (9ª - 11ª semana; início do desenvolvimento do espaço articular inferior e da condilo-condrogénese)

3. Estádio de maturação (após a 12ª semana)[2,3,31]

Durante o desenvolvimento da ATM, por volta da 7ª a 8ª semana, a fossa articular é a primeira estrutura a ser reconhecida, seguida pela eminência articular. O disco articular aparece pela primeira vez como células mesenquimais às 7,5 semanas e, por volta da 15ª e 20ª semanas, é claramente visível como uma estrutura cartilaginosa[3]. A porção central do disco articular é mais estreita devido à formação de fendas articulares, o que mais tarde resulta numa forma bicôncava distinta. Na 12ª semana, o disco articular encontra-se na sua localização permanente entre o osso temporal e o côndilo.

No início da 8ª semana, o crescimento mesenquimal da cápsula articular estende-se desde o osso temporal até ao disco articular e ao côndilo. A cápsula está ligada à secção externa do disco articular e situa-se entre o côndilo e o arco zigomático do osso temporal por volta da 11ª semana[3,4]. A cápsula articular é vista como estrias finas da 9ª à 11ª semana e está bem diferenciada na 26ª semana.

Os espaços articulares superior e inferior desenvolvem-se a partir de múltiplas fissuras no mesênquima espessado que dá origem ao côndilo, juntamente com o disco articular e a cápsula. Na 9ª semana, o espaço articular inferior começa a formar-se e assume a estrutura da base do côndilo mais cedo, mas mais lentamente, do que o espaço articular superior.

Entre o processo zigomático do osso temporal e o disco articular, o espaço articular superior começa a formar-se na 11ª semana de desenvolvimento e cresce lateral e anteriormente entre a 12ª e a 16ª semana. Até a 26ª semana, os dois espaços articulares são desproporcionais[2,3].

A condrogénese começa no meio do blastema condilar, lateralmente à cartilagem de Meckel, na 9ª semana. O corpo do maxilar inferior cobre apicalmente a cabeça do côndilo na 10ª semana, que depois ossifica intramembranarmente.

A ATM desenvolve-se anteriormente a partir da cápsula ótica no final da 14ª semana de crescimento intrauterino e, no final da 16ª semana, assume a função articular primária. O suprimento vascular e nervoso começa entre a 10ª e a 12ª semana de desenvolvimento.

A ATM não se diferencia mais depois de estar estabelecida; em vez disso, apenas aumenta de tamanho com a idade. A idade e a função afectam a inclinação e a protuberância do plano oclusal, no entanto, 90% do mesmo está estabelecido até aos 10 anos de idade.

4.2 ANATOMIA

Fossa glenoide

O tubérculo articular e o tubérculo pós-glenoide da secção do zigoma do osso temporal combinam-se para produzir a fossa glenoide, que recebe o processo condilar da mandíbula. O disco articular é contido pela superfície articular lisa, oval e profundamente côncava. Enquanto o tubérculo articular e o processo condilar são por osso esponjoso sob um osso compacto fino, a fossa é constituída por um osso fino e compacto.

Disco articular

O disco articular é uma estrutura fibrocartilaginosa bicôncava que se situa no espaço articular entre o côndilo mandibular e o osso temporal. É uma placa fibrosa, firme e aproximadamente oval, com um eixo longo direcionado transversalmente. A articulação, em forma de chapéu pontiagudo, está dividida num compartimento superior maior e num compartimento inferior mais pequeno. As suas funções consistem em auxiliar a ação de articulação, bem como as acções de deslizamento entre o osso temporal e o osso articular mandibular. O disco é espesso e divide-se em três bandas: uma banda anterior com 2 mm de espessura, uma banda posterior com 3 mm de espessura e uma banda intermédia central com 1 mm de espessura.

Cápsula fibrosa

A ATM é totalmente envolvida por uma fina capa de tecido conhecida como cápsula fibrosa. A cápsula liga-se ao tubérculo articular anteriormente e à circunferência da fossa mandibular lateralmente[5]. ° A cápsula forma um envelope frouxo acima do disco articular e torna-se tensa abaixo do disco à medida que se liga ao colo da mandíbula. O tendão do pterigoide lateral atravessa a abertura anterior da cápsula. Esta área de fraqueza relativa no revestimento capsular torna-se numa fonte potencial para a herniação de tecidos intra-articulares, o que pode, em parte, permitir que o disco se desloque para a frente[6].

Ligamentos Ligamento estilomandibular

O ligamento estilomandibular estende-se a partir do processo estiloide do osso temporal e prolonga-se até ao ângulo da mandíbula. É considerado um espessamento da fáscia cervical profunda. O ligamento é frouxo quando os maxilares estão fechados e torna-se tenso apenas em movimentos protrusivos extremos, prevenindo assim o movimento protrusivo.

Ligamento esfenomandibular

Este ligamento estende-se a partir da fissura petrotimpânica e da espinha angular do esfenoide, correndo para baixo e para fora antes de se inserir na língula da mandíbula. O ligamento é inervado e suprido pelo nervo milo-hióideo e vasos. Durante o movimento da mandíbula, este ligamento é passivo, mantendo aproximadamente o mesmo nível de tensão quando a boca abre e fecha. A sua função principal é proteger a ATM da translação excessiva do côndilo após 10 graus de abertura da mandíbula.

Ligamento de Tanaka

Este ligamento é um reforço em forma de corda da parede da cápsula medial, semelhante ao ligamento lateral

O ligamento lateral

É o ligamento mais próximo da articulação, lateralmente e corre diagonalmente para trás desde a margem do tubérculo articular até ao colo da mandíbula e tem uma porção vertical externa e uma horizontal interna. A parte horizontal limita a retrusão e a laterotrusão, enquanto a parte vertical limita a abertura da mandíbula.

Ligamento colateral discal

Isto fixa o disco aos pólos do côndilo medial e lateralmente. Isto permite a rotação anterior posterior do disco no côndilo como uma pega de balde.

Discomalleolar/Ligamento de Pinto/Maleomandibular[7]

Este ligamento vai desde o martelo no ouvido médio até ao aspeto posterior da cápsula e do disco, bem como liga-se ao ligamento esfenomandibular. Está presente apenas em 29% dos casos.

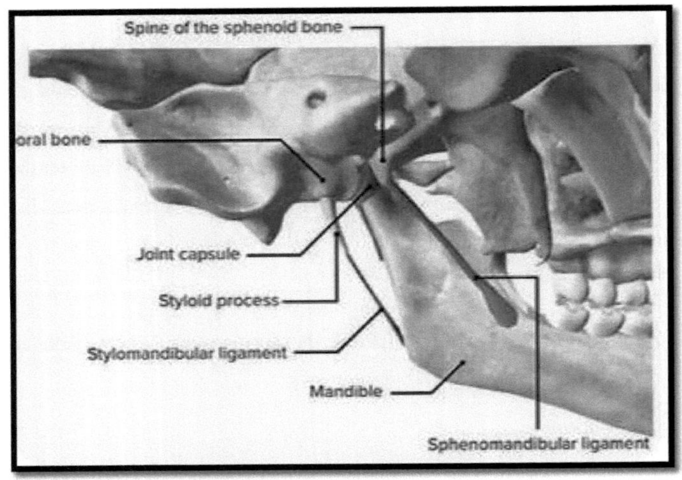

Fig I: Ligamentos da ATM

Foto cortesia: Bordoni B, Varacallo M. Anatomia, Cabeça e Pescoço, Articulação Temporomandibular. 2023 Jul 17

Líquido sinovial

As proteínas, o muco, o ácido hialurónico e vários electrólitos do sangue e do líquido extracelular estão entre os nutrientes encontrados no líquido sinovial. Assim, serve como um lubrificante e um meio para nutrientes em locais não vasculares.

Lubrificação de [fronteira(8)]: Quando a articulação é movida, o líquido sinovial desloca-se de uma região da cavidade para outra, resultando numa lubrificação limite. A superfície articular é lubrificada pelo líquido sinovial que é pressionado sobre ela a partir da borda ou da área de recesso. É o principal método de lubrificação e reduz o atrito durante o movimento.

Lubrificação por escoamento[8]: Refere-se à capacidade das superfícies articulares de absorver uma pequena quantidade de líquido sinovial. Uma pequena quantidade de líquido sinovial é conduzida para dentro e para fora tecidos articulares durante a atividade da articulação pelas forças geradas entre as superfícies articulares. Além disso, este facto favorece as trocas metabólicas.

Relações[9] Anteriormente relacionadas com

a) Pterigoide lateral

b) Nervo e vasos massetéricos

Posteriormente relacionado com

a) A glândula parótida separa a articulação do meato auditivo externo.

b) Vasos temporais superficiais

c) Nervo auriculotemporal

Lateralmente relacionado com

a) Pele e fáscia

b) Glândula parótida

c) Ramos temporais do nervo facial

Medialmente relacionado com

a) A placa timpânica separa a articulação da artéria carótida interna.

b) Coluna vertebral do esfenoide

c) Os nervos auriculotemporal e corda do tímpano

d) Artéria meníngea média

Superiormente relacionado com

a) Fossa craniana média

b) Vasos da meninge média

Inferiormente relacionado com

a) Artéria maxilar

b) Veia maxilar

Fornecimento de sangue[10]

A ATM é irrigada pela - artéria temporal superficial, maxilar, artéria massetérica, artéria auricular posterior, artéria faríngea ascendente (artéria carótida externa), artéria palatina ascendente.

Fornecimento venoso

A drenagem venosa faz-se através do plexo pterigoide na zona retrodiscal, em comunicação com a veia maxilar interna, a veia esfenopalatina, as veias meníngeas mediais, as veias temporais profundas, as veias massetéricas e a veia alveolar inferior.

Fornecimento de nervos

O suprimento nervoso é fornecido pelo nervo auriculotemporal, nervo temporal profundo

A ATM contém mecanorreceptores, nomeadamente

1) Corpúsculos de Ruffini
2) Corpúsculos de Pacini
3) Órgão tendinoso de Golgi
4) Terminações nervosas livres

A presença de terminações de Ruffini na camada superficial indica a direção, a amplitude e a velocidade dos movimentos articulares, bem como as alterações da pressão intra-articular. Os corpúsculos de Pacinni de ação rápida, que têm um limiar baixo e estão localizados em camadas mais profundas, detectam a aceleração e a desaceleração da articulação. Os órgãos tendinosos de Golgi estão restritos aos ligamentos e só se tornam activos durante movimentos articulares muito fortes.

Músculos da Mastigação

Músculos da Mastigação	Origem	Inserção	Inervação	Fornecimento vascular	Funções
Masseter	Arco zigomático	Ângulo da mandíbula	Nervo masséter (divisão do trigémeo)	Nervo masséter (divisão do trigémeo)	Eleva e protrai a mandíbula, ajuda no movimento lateral, ativo em aperto

Temporal	Superfície lateral do crânio	Processo coronoide e bordo anterior do ramo	Nervo temporal (ramo do mandibular)	Artérias temporais médias e profundas (ramos das artérias temporais superficiais e maxilar)	Eleva e retrai a mandíbula, ajuda na rotação, ativa no cerramento
Pterigoide medial	Fossa pterigoide e superfície medial da placa pterigoide lateral	Superfície medial do ângulo da mandíbula	Nervo pterigóideo medial (divisão do trigémeo)	Ramo da artéria maxilar	Eleva a mandíbula, provoca movimento lateral e saliência
Pterigoide Lateral Superior	Superfície infratemporal da asa maior do esfenoidal	Cápsula articular e disco, colo do côndilo	Ramo do nervo masséter ou do nervo bucal	Ramo da artéria maxilar	Posições disco no encerramento
Pterigoide Lateral Inferior	Superfície lateral da placa pterigoide lateral	Colo do côndilo	Ramo do nervo masséter ou do nervo bucal	Ramo da artéria maxilar	Protrusão e depressão da mandíbula, causando movimento

Músculos supra-hióideos

Músculos	Origem	Inserção	Inervação	Forneciment o de sangue	Função
Milohióide	Linha mio-hioide da mandíbula	Osso hioide e rafe milo-hióidea	Ramos do nervo milo-hióideo (divisão do trigémeo)	Artéria submental	Eleva e estabiliza o hioide, eleva o pavimento do a boca

Geniohióide	Tubérculo genial	Osso hioide	Nervo hipoglosso	Ramo da artéria lingual	Eleva e puxa o hioide para a frente, podendo deprimir a mandíbula quando o hioide o osso está fixo
Estilo-hioideu	Processo Styloid	Osso hioide	Nervo facial com pós-barriga do digástrico	Facial, auricular posterior e occipital artérias	Elevar o osso hioide
Digástrico	Ant.:- fossa digástrica da mandíbula Post.:- incisura mastoide do temporal osso	Termina como tendão intermédio d no osso hioide	Ant: - Nervo milohióideo Post: - Nervo facial	Ramos da artéria facial	Eleva o hioide, deprime a mandíbula contra a resistência

Mudanças de idade na ATM[11]

A idade é considerada o principal fator associado às alterações degenerativas do TMJ[12].

Condyle

A perda de dentes, especialmente à medida que as pessoas envelhecem, tem um impacto significativo nas funções da ATM. Além disso, à medida que as pessoas envelhecem, a convexidade do côndilo diminui. Este também perde dentes muito mais rapidamente do que o processo coronoide, o que faz com que este último pareça alongado. Por vezes, a cabeça do côndilo pode sofrer alterações tão drásticas que quase desaparece por completo. Estas alterações podem ser o resultado de uma reabsorção na superfície articular, de uma depressão na mesma, ou de uma reabsorção na parte posterior do crânio contra o tubérculo glenoide.

A reabsorção é mais frequentemente observada no lado lateral do que no lado medial crânio, e menos frequentemente na região da fóvea do pterigoide. Isto é verdade porque o local de inserção do pterigoide lateral tem uma maior densidade de trabéculas, o que ajuda a preservar a estrutura óssea. Com o avançar da idade, a densidade óssea também diminui e o padrão de trabéculas típico da mandíbula perde-se.

Fossa Glenoide

Numa mandíbula edêntula, a porção marginal anterior da fossa glenoide reabsorve-se, a dimensão vertical da mandíbula diminui e os movimentos laterais da mandíbula alteram-se. Como resultado, a curvatura zigomática, da base da fossa até a eminência, torna-se mais plana. Os aspetos marginais medial e lateral da fossa também sofrem perda óssea. A fossa não varia muito em tamanho ou forma com a idade, ao contrário do côndilo.

O envelhecimento afecta tanto o osso como os tecidos moles que o cobrem e, em qualquer caso, o adelgaçamento dos tecidos moles pode finalmente levar à perda dos tecidos moles, expondo o osso.

Disco Articular[13]

Por vezes, o disco apresenta alterações, incluindo adelgaçamento e perfuração. Além disso, a posição do disco pode deslocar-se parcial ou totalmente. A configuração do disco, que é frequentemente bicôncava a biplanar ou biconvexa, sofre uma alteração irreversível como resultado de uma mudança na função da ATM com o envelhecimento.

Movimentos da ATM

A ATM, apropriadamente designada por ginglymoarthroidal, é um termo derivado de ginglymus que significa articulação em dobradiça, que se refere a uma articulação que só se pode mover para a frente e para trás num plano, e arthrodial, que se refere a uma articulação que permite superfícies de movimentos deslizantes[14]

Os dois compartimentos da ATM têm funções diferentes em termos de movimentos.

O compartimento superior permite movimentos de translação (deslizamento). Este movimento ocorre entre a superfície superior do disco articular e a superfície inferior da fossa articular.

O compartimento inferior permite movimentos de rotação que ocorrem entre superfície superior do côndilo e a superfície inferior do disco articular

A pressão interarticular resultante de um tónus muscular consistente ajuda a manter a articulação estável. À medida que a pressão interarticular se altera, o mesmo acontece com a largura do disco. O disco alarga-se quando a pressão é baixa e estreita-se quando a pressão é alta. Os ligamentos não induzem o movimento excessivo; limitam-se a restringi-lo passivamente. Mas o aspeto mais importante é que as superfícies articulares da ATM devem estar em contacto.

Tem sido discutível como a cabeça superior do pterigoide lateral afeta os movimentos da ATM. Algumas pessoas pensam que as acções de fecho e abertura, em particular, envolvem diretamente a cabeça superior[15,16]. Outros defendem que a cabeça superior está normalmente inativa e só se ativa durante um golpe de força. Quando as articulações são carregadas de forma desigual, a cabeça superior do pterigoide lateral desempenha um papel crucial. Se a mandíbula se fechar completamente em torno de um objeto duro, a cabeça superior ativa-se rapidamente, trazendo o disco para a frente no côndilo do lado que está menos carregado e estabilizando a articulação.

Fisiologia dos movimentos de abertura dos maxilares

A abertura da mandíbula divide-se nas seguintes fases[17,18,19]

1. Rotação pura dos côndilos sobre o seu eixo Ocorre no espaço infra-meniscal do complexo côndilo-discal Facilitada pelos músculos pterigoide lateral, genio-hióideo, milo-hióideo e digástrico Faz com que a lâmina elástica superior fique minimamente fora de equilíbrio

2. Translação do complexo côndilo-disco para a frente Ocorre principalmente no compartimento superior do complexo disco-temporal O ligamento temporomandibular ajuda a manter a estabilidade para evitar que a mandíbula se desloque para a frente. O músculo pterigóideo lateral está envolvido nesta ação. A tensão aumenta na lâmina superior e na parede anterior inferior da cápsula articular.

3. Os ligamentos criam estabilidade no final dos movimentos O disco e os côndilos movem-se medialmente e os ligamentos colaterais laterais de cada lado ATM contraem-se A um certo ponto, o complexo côndilo-discal não consegue mover-se mais devido tensão nos ligamentos e na cápsula articular - neste ponto, roda sobre o seu próprio eixo. A lâmina superior e a parede anterior inferior da cápsula articular são esticadas ao máximo

Fisiologia do fecho dos maxilares

A extensão cervical está relacionada com o fecho da mandíbula. Em oposição à gravidade, os músculos elevadores da mandíbula contraem-se. O fecho da mandíbula é efectuado em três fases[17]:

1. Rotação condilar na área do menisco posterior inferior - é semelhante à abertura da mandíbula, mas na direção oposta. Ocorre devido ao relaxamento dos músculos temporal, masseter e pterigóideo medial e da cabeça superior do músculo pterigóideo lateral e à libertação de tensão nos ligamentos. O masseter e o pterigóideo medial dão a elevação sem contacto[20].

2. Translação da área meniscal superior do côndilo-disco. O côndilo e o disco formam um complexo que se desloca para a região mais superior e posterior da fossa mandibular.

3. Quando o côndilo atinge este ponto, roda no espaço intra-meniscal na direção posterior, o que resulta no contacto oclusal, fechando assim a mandíbula.

Fisiologia do movimento horizontal

Ambos os côndilos permitem que a mandíbula se mova lateralmente. Ao avaliar o movimento horizontal, é crucial distinguir um côndilo do outro.

- O "lado de trabalho" é o lado que se move lateralmente quando se toma o queixo como referência
- O "lado não funcional" é o lado que se move em direção à linha média

O côndilo gira em torno de seu próprio eixo vertical no lado de trabalho, e também é movido transversalmente. Os músculos masseter profundo e temporal são responsáveis por esse movimento[17]. O côndilo do lado não ativo avança em direção à linha média e se aproxima dela. O pterigóideo lateral (fascículo inferior) e o pterigóideo medial são os músculos que estão envolvidos nessa situação[17].

Controlo dos movimentos da ATM

Os músculos que movem a ATM, como todos os outros músculos do corpo, são susceptíveis de regulação reflexa e baseada no sistema nervoso central. A relação vertical da mandíbula e da maxila, e consequentemente os movimentos da ATM, são regulados por três reflexos principais.

1. Reflexo da mandíbula

O sobressalto da mandíbula é análogo ao sobressalto do joelho e é um reflexo de estiramento em que o estiramento dos músculos de fecho da mandíbula (u), geralmente através de uma pancada para baixo no queixo, produz uma contração reflexa desses músculos. Isto demonstra que existe um mecanismo de feedback dos músculos que fecham a mandíbula para os seus próprios neurónios motores no sistema nervoso central, uma vez que raramente se recebem pancadas descendentes no .

Este ciclo de feedback é criado pelos fusos musculares, que se ligam diretamente aos neurónios motores nos músculos motores do trigémeo através dos seus nervos aferentes primários. Este mecanismo de feedback ajuda a controlar com precisão os movimentos da ATM durante a atividade de rotina, como por exemplo, para ter em conta as várias consistências dos alimentos. Os músculos que abrem a mandíbula têm pouco ou nenhum contacto com os fusos musculares, pelo que não existe este processo.

2. Reflexo de abertura da mandíbula

Estes são afectados pela inibição da atividade dos músculos de fecho da mandíbula, mas não apresentam qualquer ativação dos músculos de abertura da mandíbula. Os nervos mecanorreceptores da maioria das estruturas orais ou os nervos nociceptivos boca ou da face podem ser estimulados para causar este reflexo. O núcleo motor do trigémeo serve sinapse final na via polissináptica para o reflexo de abertura da mandíbula, que começa nos núcleos sensoriais do trigémeo ou na formação reticular próxima. A capacidade destes reflexos para impedir lesões ao morder ou mastigar qualquer coisa que possa causar danos é provavelmente o que os torna tão importantes.

3. Reflexo de descarga da mandíbula

Este reflexo é desencadeado quando um objeto duro que está a ser mordido se parte abruptamente, aliviando os músculos que fecham a mandíbula da resistência contra a qual estavam a trabalhar. Como resultado, evitam-se danos quando os dentes opostos não batem à força uns contra os outros. Uma pessoa envia sinais excitatórios para os neurónios motores que fecham a mandíbula, bem como, prudência, para os músculos que abrem a boca quando morde um objeto que sabe ou acredita que pode ser quebradiço.

Para além de receberem estímulos positivos dos seus próprios fusos musculares, os neurónios motores que controlam a abertura e o fecho da mandíbula podem também receber um feedback negativo da mesma fonte. Este fenómeno é designado por inibição recíproca.

4.3 PERTURBAÇÕES DA ARTICULAÇÃO TEMPOROMANDIBULAR

Os problemas funcionais do sistema mastigatório têm sido referidos por muitos nomes ao longo dos anos. Várias doenças podem afetar a articulação craniomandibular, que consiste em articulações e músculos. Estas condições podem causar sintomas nas articulações, nos músculos ou em ambos. Um grupo de sintomas regularmente observados em diferentes combinações que Costen documentou pela primeira vez em 1934 e 1937 e que mais tarde ficou conhecido por outros termos, tais como

- Distúrbios da articulação termporomandibular
- Perturbações da articulação temporomandibular
- Síndrome de disfunção da articulação temporomandibular
- Síndrome de Costen[21]
- Distúrbios ocluso-mandibulares
- Síndrome de disfunção dolorosa
- Síndrome de disfunção da dor miofacial
- Síndrome de disfunção da dor temporomandibular

Costen[21] explicou-a, afirmando tratar-se de um reflexo provocado pela irritação dos nervos auriculotemporal e/ou corda do tímpano ao emergirem da placa timpânica, como resultado de relações anatómicas alteradas e desarranjos da articulação temporomandibular provocados pela perda da dimensão vertical oclusal, perda do suporte dentário posterior e/ou outras más oclusões. A abreviatura DTM refere-se aos sintomas, que podem incluir uma dor de cabeça à volta do vértice e do occipital, zumbido, dor à volta do ouvido, diminuição da audição e dor à volta da língua.

A desordem temporomandibular é descrita como uma condição que produz uma função anormal, incompleta ou prejudicada da(s) articulação(ões) temporomandibular(es)[22].

Classificação dos distúrbios temporomandibulares

I. Classificação das perturbações da ATM por Weldon Bell

A. Perturbações dos músculos mastigatórios

1. Talas de proteção muscular
2. Espasmo dos músculos mastigatórios
3. Inflamação dos músculos mastigatórios - miosite

B. **Perturbação**

1. Incoordenação
2. Deslocação anterior do disco com redução (clique)
3. Deslocação anterior do disco sem redução

C. **Traumatismo mecânico**

1. Artrite traumática
2. Deslocação
3. Fratura
4. Deslocação interna do disco
5. Miosite
6. Mioespasmo
7. Tendinite

D. **Doença articular degenerativa**

1. Fase não inflamatória, artrose
2. Fase inflamatória, osteoartrite

E. **Doenças inflamatórias das articulações**

1. Artrite reumatoide
2. Artrite infecciosa
3. Artrite Metabólica

F. **Hipomobilidade mandibular crónica**

1. Anquilose - fibrosa e óssea
2. Fibrose da cápsula articular

G. Contractura dos músculos elevadores - miostática e miofibrótica Distúrbios do crescimento das articulações

1. Perturbações do desenvolvimento

2. Doenças adquiridas

3. Doenças neoplásicas

II. Distúrbios da articulação temporomandibular publicados pela Academia Americana de Dor Orofacial

A. Perturbação da articulação temporomandibular

- Desvio de forma

1. Defeitos da superfície articular
2. Afinamento e perfuração do disco

- Deslocação do disco

1. Deslocação do disco com redução
2. Deslocação do disco sem redução

- Deslocação do complexo disco-côndilo

1. Hipermobilidade
2. Deslocação

- Doenças inflamatórias

1. Capsulite e sinovite
2. Retrodiscite

- Doenças degenerativas

1. Osteoartrose
2. Osteoartrite
3. Poliartrite

- Anquilose

1. Fibrose
2. Bony

B. Perturbação dos músculos mastigatórios

- Aguda

1. Miosite
2. Tala muscular reflexa
3. Espasmo muscular

- Crónica

1. Dor miofacial
2. Contratura muscular
3. Hipertrofia
4. Mialgia secundária a doença sistémica

C. **Doenças congénitas e do desenvolvimento**

- Hiperplasia condilar
- Hipoplasia condilar
- Aplasia
- Condilose
- Neoplasias
- Fracturas

III. **Classificação das doenças da ATM**

A. Classificação das doenças primárias da ATM

Classificação	**Diagnóstico**
Anomalias de desenvolvimento	Hiperplasia do processo coronóideHiperplasia condilar Hipoplasia condilar Aplasia condilar Síndrome congénita
Inflamações	Artrite bacteriana Artrite reumatoide Artrite crónica juvenil Corpos livres intra-articulares

Fracturas	Classificação das fracturas condilares Classificação das deslocações do disco associadas às fracturas condilares
Anquilose	Anquilose fibrosa Anquilose óssea
Tumores	Tumor benigno primário Tumor maligno primário Metástases
Quistos	Quistos ganglionares Quistos sinoviais Quistos epidermóides Quistos ósseos aneurismáticos
Outros	Lúpus eritematoso sistémicoNecrose vascular Acromegalia Gota

B. Classificação das doenças secundárias da ATM

Estrutura	Tecido - Diagnóstico específico
Superfícies de junção	Hipertrofia cartilaginosa Osteoartrose Osteoartrite Anquilose
Disco	Disco deformado Disco perfurado
Zona bilaminar	Capsulite Perfuração Deslocação parcial do disco com redução Deslocação total do disco com redução Deslocação do disco com redução ocasional Deslocação do disco sem redução Deslocação do disco com aderência do disco

Cápsula articular	Capsulite Hipomobilidade vertical Hipomobilidade sagital Fibrose generalizada Deslocação posterior do disco Sinovialite Artrite aguda
Ligamentos	Luxação do côndilo Hipermobilidade do côndilo Hipermobilidade vertical da cápsula Hipermobilidade posterior da cápsula Som de estalido dos ligamentos laterais /mediais Tenopatia de inserção
Músculos	Dor miofacial Miosite Espasmo Contração muscular funcional Tendinite Tenopatia de inserção

IV. Doenças das articulações (Classificação Internacional de Doenças) 9ª revisão

A. Superfícies articulares

Diagnóstico	Número ICDA
da superfície articular	CID.9.CM524.69
Osteoartrose	CID.9.CM715.38
Osteoartrite	CID.9.CM716.88 ou 716.98
Anquilose óssea	CID.9CM524.61

B. Disco articular

Diagnóstico	Número ICDA
Deformação do disco	ICD.9.CM 524.63
Perfuração do disco	ICD.9.CM 524.63

C. Zona bilaminar e cápsula articular

Diagnóstico	Número ICDA
Hipermobilidade do disco	ICD.9.CM 524.63
Deslocação parcial do disco com reposição	CID.9.CM524.63
Deslocação parcial do disco sem reposicionamento ou reposicionamento parcial	ICD.9.CM 524.63
Deslocação total do disco com reposicionamento	ICD.9.CM 524.63
Deslocação total do disco sem Reposicionamento	ICD.9.CM 524.63
Adesão por deslocação do disco	ICD.9.CM 524.63
Deslocação posterior do disco	ICD.9.CM 524.63
Deslocação do disco durante o movimento mandibular excêntrico	ICD.9.CM 524.63
Perfuração da zona bilaminar	ICD.9.CM 524.63
Compressão estática da articulação	Não classificado
Hipomobilidade funcional da cápsula	ICD.9.CM 524.69
Anquilose fibrosa	ICD.9.CM 524.63
Esclerose do ligamento lateral	CID.9.CM 848.1
Capsulite com vetor de carga específico (capsulite localizada)	CID.9.CM 524.62 (inespecífico)
Capsulite aguda (capsulite com vetor de carga não especificado)	CID.9.CM 524.62 (inespecífico)
Sinovialite	ICD.9.CM 524.62

D. Ligamentos

Diagnóstico	**Número ICDA**
Inserção tendopatia do do estilomandibular ligamento (síndroma de Ernest)	CID.9.CM 848.1 (inespecífico)

Hipermobilidade da cápsula	CID.9.CM 728.4
Luxação condilar	CID.9.CM 830.1
Hipermobilidade condilar	CID.9.CM 728.5

E. **Distúrbios musculares**

Diagnóstico	Número ICDA
Dores miofasciais	CID.9.CM 729.1 (inespecífico)
Miosite	ICD.9.CM 728.81
Tendinite / Tendopatia de inserção	CID.9.CM 726.8
Mialgia	CID.9.CM 729.1 (inespecífico)
Espasmo muscular	ICD.9.CM 728.85
Encurtamento muscular funcional	CID.9.CM 729.9

V. **Classificação com base nos sintomas clínicos**

A. **Perturbações dos músculos da mastigação**

a. Talas de proteção muscular

b. Atividade de espasmo muscular

1. Espasmo muscular do elevador

2. Espasmo do músculo pterigoide lateral inferior

3. Espasmo do músculo pterigoide lateral superior

B. Distúrbios de interferências discais

a. Interferências de classe I (durante a máxima intercuspidação)

b. Interferências de classe II (após intercuspidação máxima)

c. Interferências de classe III (durante o ciclo de translação normal)

1. Devido a uma pressão intra-articular passiva excessiva

2. Devido à incompatibilidade estrutural entre as superfícies de deslizamento

3. Devido à deterioração do complexo disco-côndilo

- Adesão entre o disco e o côndilo
- Disco articular danificado
- Deslocação funcional/deslocação do disco
- Lâmina retrodiscal superior disfuncional

d. Interferência de classe IV (hipermobilidade articular)

e. Interferências de classe V (deslocação espontânea)

C. Doenças inflamatórias das articulações

a. Sinovite e capsulite

b. Retrodiscite

c. Artrite inflamatória

1. Artrite traumática

2. Artrite degenerativa

3. Artrite infecciosa

4. Artrite reumatoide

5. Hiper uricemia

D. Hipomobilidades mandibulares crónicas

a. Contração do músculo elevador

1. Contratura miostática

2. Contractura miofibrótica

b. Fibrose capsular

c. Anquilose

1. Fibrose

2. Osseo

E. Distúrbios do crescimento da articulação

a. Aberração do desenvolvimento

b. Adquirida mudança na estrutura conjunta

c. Neoplasia

1. Benigno

2. Maligno

VI. Classificação dos distúrbios da ATM por Mc Neil Charles

A. Desordem craniomandibular de origem orgânica

a. Distúrbios articulares

1. Distúrbios do disco

- Disfunção discal
- Deslocação do disco
- Discrasias discais

2. Deslocação condilar

3. Doenças inflamatórias

- Sinovite
- Discite
- Capsulite
- Osteocondrite
- Contusão

4. Artrite

- Osteoartrite (localizada)
- Traumático
- Artrite reumatoide
- Poliartrite (gota, lúpus)
- Variantes reumatóides (psoriáticas, juvenis)
- Artrite infecciosa

5. Anquilose

- Fibrose

- Osseo

6. Fracturas

- Mandíbula
- Maxila

7. Neoplasias

- Condroma
- Osteoma
- Malignidade primária
- Malignidade metastática

8. Anomalias do desenvolvimento

- Hiperplasia
- Hipoplasia
- Agenesia
- Osteocondromatose

B. Distúrbios não articulares

1. Doenças neuromusculares

- Miofacite
- Contractura
- Espasmo do trismo
- Discinesia

2. Perturbações que implicam o encaminhamento de sintomas secundários

- Sensibilidade miofacial latente
- Pontos de gatilho miofaciais activos

3. Condições oclusais dentárias

- Oclusão instável (desequilíbrio estrutural)
- Contacto prematuro com dentes posteriores
- Falta de apoio oclusal posterior
- Impulso distal da mandíbula

C. Desordem craniomandibular de origem não orgânica (funcional)

a. Síndrome de disfunção da dor miofacial
b. Bruxismo
c. Dor facial atípica
d. Consciência oclusal desordenada (neurose)
e. Histeria de conversação

D. Craniomandibular craniomandibular de não orgânica origem não orgânica combinada com alterações secundárias dos tecidos orgânicos

a. Articulares (doenças degenerativas das articulações)

b. Não - articular

1. Neuromuscular (perturbação dos ligamentos e músculos faciais)
2. Oral

- Dentes (desgaste oclusal)
- Tecidos moles (periodonto)
- Tecidos duros (reabsorção excessiva do rebordo alveolar)

Etiologia

A DTM tem uma etiologia complicada e multifacetada. Existem vários factores que podem causar esta doença e que podem ser divididos em três categorias

1. Factores predisponentes (aumentam o risco de desenvolver DTM)
2. Factores iniciadores (provocam o aparecimento da doença)
3. Factores de perpetuação (interferem com o processo de cura ou agravam a progressão das DTM)

- Factores comportamentais (ranger de dentes, cerrar os dentes e postura anormal da cabeça)
- Factores sociais (afectam a perceção e a influência da resposta aprendida à dor)
- Factores emocionais (depressão e ansiedade)
- Factores cognitivos

Os factores etiológicos incluem anomalias oclusais, tratamento ortodôntico, bruxismo e instabilidade ortopédica, macrotrauma e microtrauma, laxidez articular e estrogénio exógeno[23]. Factores psicológicos como o stress, a tensão mental, a ansiedade ou a depressão também podem causar DTM.

I. Factores oclusais

A primeira e mais controversa causa etiológica das DTMs é a oclusão. Costen foi o primeiro a provar de forma conclusiva que a oclusão desempenhava um papel no aparecimento das DTM.

Factores oclusais com possível correlação com a desordem temporomandibular[24,25,26]

- Mordida cruzada posterior
- Mordedura de borda a borda
- Relação sagital classe III
- Mordida aberta anterior
- Sobredimensão / sobremordida superior a 5 mm
- Relação cêntrica / Deslizamento intercuspídeo máximo superior a 2 mm
- Restauração defeituosa

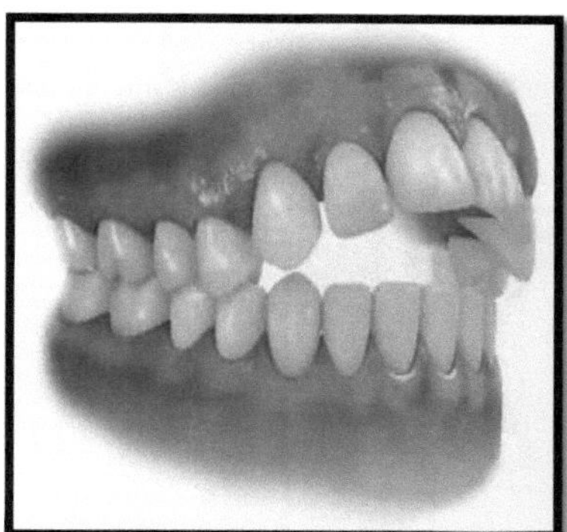
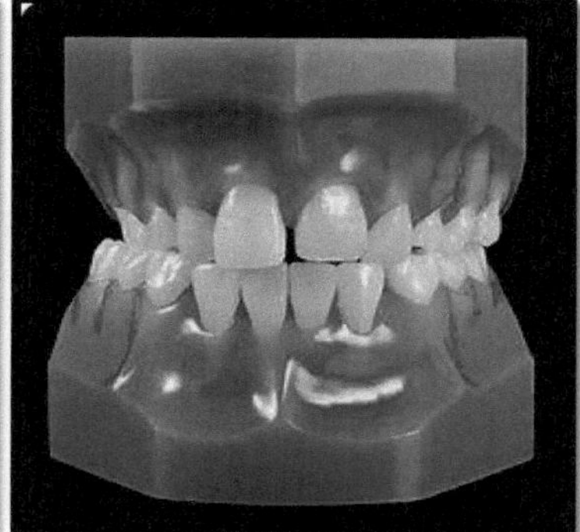

Figura II: Mordedura aberta anterior e mordedura cruzada posterior
Foto gentilmente cedida: Germa A, Clément C, Weissenbach M, Heude B, Forhan A, Martin-Marchand L, Bonet M, Vital S, Kaminski M, Nabet C. Early risk factors for posterior crossbite and anterior open bite in the primary dentition. Angle Orthod. 2016 Sep;86(5):832-8.

II. Trauma

O traumatismo nas disfunções temporomandibulares pode dever-se a uma das seguintes situações:

A. Macrotrauma

O macrotrauma é um fator predisponente e iniciador da DTM. Ocorre quando uma articulação é submetida a um stress súbito que tem o potencial de alterar a sua estrutura integridade. Os traumas de chicote na cabeça ou pescoço são frequentemente considerados como factores de risco importantes para o desenvolvimento de DTM[27,28]. Pode ser

1. **Trauma direto**

Um traumatismo grave diretamente na mandíbula pode causar um distúrbio intracapsular

a. Trauma direto de boca aberta

Pode ser causada por deslocação do disco, luxação ou mesmo deslocamento súbito do côndilo a partir da fossa ou alongamento do ligamento

b. Trauma direto de boca fechada

Pode provocar alterações estruturais que podem levar a aderências

2. Trauma indireto

Lesão que pode ocorrer na ATM em consequência de uma força súbita exercida indiretamente sobre a mandíbula

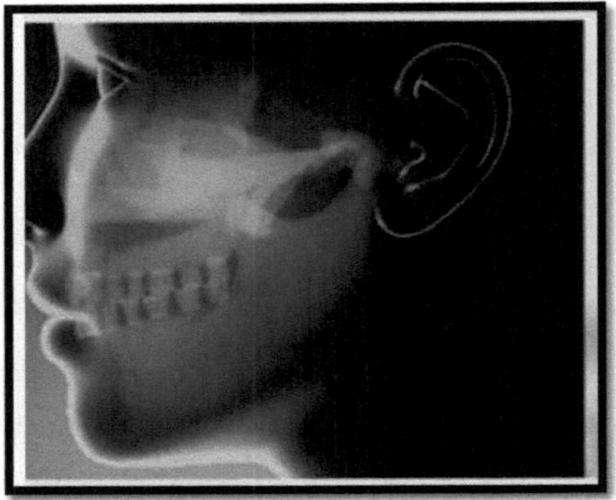

Figura III: Macrotrauma - Trauma direto Imagem Cortesia: Feriante J, Sharma NP. Trauma Agudo e Crónico em Saúde Mental. 2023 Ago 2

B. **Microtraumas**

Qualquer pequena força aplicada repetidamente durante um longo período de tempo estruturas articulares é designada por microtrauma. A carga articular provocada pela hiperatividade muscular, como o cerramento ou o bruxismo, pode causar microtraumas, especialmente se a carga for intermitente e os tecidos não tiverem tempo para se adaptar. Isto resulta na fibrilhação das superfícies articulares, uma vez que as fibrilhas de colagénio se fragmentam e perdem rigidez.

Pode também desenvolver-se devido à hipóxia das superfícies articulares provocada pela carga estática, seguida de reperfusão, que provoca a produção de radicais livres e a degradação da superfície articular.

O microtrauma também pode resultar da instabilidade ortopédica mandibular, que coloca a articulação sob tensão e pode causar complicações.

I. Factores psicológicos

O stress, a preocupação, o humor negativo, os sintomas de PTSD e outros factores psicológicos causam exaustão e hiperatividade muscular, que se manifestam por espasmos musculares. Isto pode resultar em desarmonia oclusal, distúrbios internos e artrite degenerativa. Estes factores têm a capacidade de alterar a função oclusal do sistema mastigatório. O desenvolvimento de novas dores articulares e musculares relacionadas com a DTM foi previsto pela depressão e ansiedade, respetivamente[29].

II. Factores parafuncionais

Foi demonstrado que as actividades parafuncionais sobrecarregam a dentição e o sistema mastigatório e podem também contribuir para o desenvolvimento de DTMs[30,31]. As parafunções orais mais frequentemente observadas foram o cerrar e ranger de dentes, o roer de unhas e a mastigação de pastilhas elásticas[31-35]. O apertamento incisal contínuo tem sido associado à compressão discal e redução do espaço articular anterior, semelhante ao hábito de roer unhas[36]. Por outro lado, tem sido demonstrado que o cerrar e ranger de dentes pode causar dor nos músculos mastigatórios[37-41].

A osteoartrite da ATM pode desenvolver-se como resultado da remodelação do osso condilar e da degradação da cartilagem articular provocada pelo bruxismo, que está mais frequentemente associado a disfunções musculares[42,43]. Do mesmo modo, a dor auricular é mais frequente em repouso e o ruído articular é mais frequente durante os movimentos da mandíbula nas pessoas que mascam frequentemente pastilha elástica (mais de quatro horas por dia)[44].

III. Outros[8]

Algumas articulações são mais susceptíveis de sofrer de perturbações discais do que outras, como a deslocação funcional do disco sem redução, a subluxação, etc. O conjunto disco-côndilo tem de se mover mais quando a eminência articular é íngreme, e este movimento acrescido ao longo do tempo pode causar o alongamento dos ligamentos e resultar em vários problemas. Parece que as doenças articulares degenerativas e os distúrbios discais são mais comuns em côndilos planos que se articulam com componentes temporais em "V" invertido.

Os receptores de estrogénio alteram os processos metabólicos e provocam a laxidez dos ligamentos nas ATMs das mulheres. O estrogénio altera o sistema límbico, aumentando a sensibilidade a estímulos desagradáveis. Em alguns pacientes, as diferenças anatómicas nas fixações do músculo pterigoide lateral superior podem também favorecer as síndromes de desarranjo discal. As infecções microbianas como a artrite infecciosa ou a atividade anormal do sistema imunitário devido ao reumatismo podem causar poliartrite.

As DTMs podem também resultar de incompatibilidade estrutural causada por problemas congénitos ou de crescimento, tais como hiperplasia ou hipoplasia. Além disso, os carcinomas dentro e à volta da articulação temporomandibular podem causar a deterioração das estruturas ou um crescimento demasiado rápido. Dependendo das estruturas invadidas, podem surgir problemas de função da articulação .

Diagnóstico

O diagnóstico, que é simultaneamente uma arte e uma ciência, é o processo de determinar o tipo de uma doença. Uma arte consiste em obter um historial completo e minucioso do doente, e não apenas da sua doença, e em identificar os sinais e sintomas de modo a chegar a uma conclusão ou a descobrir de que tipo de doença se trata. Só um diagnóstico correto permite uma estratégia de tratamento adequada e a resolução dos problemas do doente.

A história clínica do doente e da doença é o primeiro passo para o diagnóstico, a que se segue um exame extra-oral e intra-oral do doente, com especial atenção para área da queixa principal. objetivo da história e do exame é encontrar qualquer parte ou estrutura do sistema mastigatório que apresente uma avaria ou alteração patológica.

Para ser eficaz, o examinador tem de conhecer bem as caraterísticas clínicas e a funcionalidade de um sistema mastigatório saudável. A dor e/ou a disfunção são tipicamente sinais de avaria do sistema mastigatório. A história e o processo de exame devem ajudar-nos a chegar a um diagnóstico provisório ou provável, que é subsequentemente confirmado com a ajuda de instrumentos de diagnóstico.

I. História

A história do doente, que inclui tanto a história pessoal como a história clínica, pode ser obtida através da utilização de um questionário escrito ou através de uma conversa direta com o doente. Na maioria das vezes, o método ideal para recolher o historial de um doente é pedir-lhe que preencha um questionário pré-preparado, que o médico pode depois rever e analisar com o doente.

II. Queixa principal

A queixa principal deve ser registada nas próprias palavras do doente e depois reafirmada em linguagem técnica, conforme indicado. O sintoma mais frequente que os doentes descrevem inicialmente é geralmente a dor, o que a torna um indicador crucial. A dor pode ser avaliada de acordo com a descrição do doente como:

- Localização: Onde é que a dor está agora? Onde estava dor no início? Irradia ou vai para outro sítio?
- Início: Como é que a dor começou? Durante que período de tempo? O início foi súbito ou gradual?
- Duração: Há quanto tempo é que a dor está presente? É intermitente ou constante? episódios semelhantes no passado?
- Qualidade: Qual o tipo de dor? Como descreveria a dor? Qual é a sensação da dor?
- Gravidade: Qual a intensidade da dor atual? Qual era a intensidade da dor no início? Qual era o nível máximo de dor? (Utilize uma escala de dor.)
- Sintomas associados: Existem outros sintomas para além da dor?
- Factores agravantes ou atenuantes: Alguma coisa a dor? Alguma coisa faz com que a dor piore?

Deve ser registada uma história clínica adicional, na qual os sistemas gerais do corpo são revistos em particular:

- Cardiovascular (incluindo os pulmões)
- Digestivo
- Renal
- Fígado

- Endócrino
- Sistema nervoso periférico
- Sistema nervoso central

A restante história do doente pode incluir:

- Historial médico anterior: Doenças, condições, cirurgias e OB-GYN
- Medicamentos e alergias
- História pessoal e social
- História familiar

III. Exame clínico

Isto incluiria:

- Nervos cranianos
- Olhos, ouvido e região cervical
- Exame neuromuscular
- Exame dentário
- Análise oclusal
- Bloqueios anestésicos para diagnóstico

A. Avaliação da ATM

O exame clínico da ATM depende frequentemente da amplitude de movimento da articulação, da presença de dor à palpação e da existência de ruídos articulares durante o movimento mandibular e de abertura.

Amplitude de movimento da ATM: As limitações na abertura e os desafios na mobilidade mandibular são algumas das principais queixas. Pede-se ao doente que abra completamente a boca e, utilizando uma régua milimétrica, a distância interincisal. Para medir o desvio ou deflexão, os movimentos de abertura e fecho da mandíbula podem ser efectuados em linha reta. Também é necessário medir a protrusão e os movimentos laterais para a direita e para a esquerda. Para estas medições, é aconselhável marcar dois pontos de referência na maxila e na mandíbula que estejam bastante próximos da linha média. As medições da amplitude de movimento durante a excursão mandibular serão auxiliadas por estas referências.

Deteção de sons articulares: Os sons mais frequentes ouvidos nos doentes com DTM são o estalido, a crepitação e o baque terminal (associado à hipertradução). A presença de ruídos articulares durante a excursão mandibular e a abertura da boca pode ajudar a identificar a incoordenação disco-côndilo. O registo clínico por inspeção física ou uso de estetoscópio é considerado bastante preciso na identificação de ruídos articulares[45].

Palpação da ATM: Um dos principais indicadores para identificar doenças intracapsulares é a sensibilidade à palpação. O clínico deve identificar o pólo lateral do côndilo mandibular através de movimentos repetidos de abertura e fechamento. Em seguida, a boca do paciente deve permanecer relaxada enquanto a ATM é palpada bilateralmente e simultaneamente no lado da articulação. O diagnóstico de capsulite e/ou sinovite pode ser feito com base na queixa de dor. A reação do paciente à palpação pode ser avaliada através de uma pontuação de 0 a 3:

- 0 - ausência de dor à palpação
- 1 - dor ligeira
- 2 - dor moderada
- 3 - dor intensa, reflexo palpebral ou "sinal do salto"[45,46]

B. Palpitação muscular

Um passo crítico no diagnóstico das DTM e das síndromes de dor miofascial é a palpação muscular. Os neurónios nociceptivos nos tecidos musculares e miofasciais são estimulados mecanicamente pela pressão digital para detetar e enviar sinais de dor para o sistema nervoso central. A palpação deve ser efectuada bilateralmente, numa posição relaxada, com a ponta do dedo ou por palpação em pinça, em áreas onde não suporte ósseo subjacente. As respostas graduais do doente à palpação permitem a avaliação da intensidade da dor e são utilizadas para avaliar a eficácia de uma determinada abordagem de tratamento durante as consultas de acompanhamento.

a. Temporal

Este músculo em forma de leque tem três zonas de palpação:

1. Anterior: palpado acima do arco zigomático e anterior à ATM
2. Meio: palpado diretamente acima da ATM e superiormente ao arco zigomático
3. Posterior: palpado acima e atrás da orelha

Ao colocar o dedo de uma mão intra-oralmente na borda anterior do ramo e o dedo da outra mão extra-oralmente no mesmo local, o tendão temporal pode ser palpado. O processo coronoide e os tendões são palpados avançando o dedo intra-oral para cima do bordo anterior do ramo.

b. **Masseter**

A palpação é efectuada bilateralmente. Os arcos zigomáticos são inicialmente tocados com as pontas dos dedos. Em seguida, imediatamente anterior à articulação que palpa o masséter profundo, desce-se ligeiramente até à parte do masséter ligada ao arco zigomático. O masseter superficial é então apalpado, baixando o dedo até ao bordo inferior do ramo, que é também a localização da fixação inferior.

c. **Digástrico**

Desde a sua origem na face lingual da mandíbula até à sua inserção tendinosa no osso hioide, o anteriordigástrico pode ser palpado.

d. **Esternocleidomastoideu**

É abordado de forma especial porque se manifesta frequentemente como um sintoma de DTM e é simples de palpar. A sua origem situa-se perto da clavícula, atrás da orelha, na fossa mastoide, e todos os pontos são palpáveis bilateralmente.

e. **Pterigoide lateral inferior:**

- Contração - saliência contra a resistência
- Alongamento - o cerrar dos dentes aumenta a dor

f. **Pterigoide lateral superior:**

- Contração - cerrar os dentes aumenta a dor
- Alongamento - abrir a boca não causa dor

g. **Pterigoide medial**

- Contração - cerrar os dentes aumenta a dor
- Alongamento - abrir a boca provoca dor

C. **Exame dentário**

É importante avaliar cuidadosamente as estruturas dentárias, em especial no que se refere a qualquer avaria que possa sugerir a presença de uma perturbação funcional. Devem ser identificadas as doenças dentárias e periodontais que possam causar desconforto, tais como restaurações gastas, dentes em falta ou problemas periodontais. Outro sinal de potenciais comportamentos parafuncionais é a presença de desgaste dentário incisal ou oclusal.

D. Análise oclusal

A posição intercuspidal máxima (ICP), a posição de relação cêntrica, o movimento protrusivo e o movimento lateralotrusivo direito e esquerdo são todos considerados quando se examina o padrão de contacto oclusal dos dentes. Os problemas funcionais da ATM podem resultar de qualquer desvio da oclusão funcional ideal. A sobremordida e o overjet são determinados pela existência ou ausência de guias laterais e anteriores. Os contactos cêntricos devem ser identificados e diferenciados dos contactos excêntricos e dos prematuros.

E. Auxiliares de diagnóstico

Um exame físico e uma anamnese minuciosos ajudam-nos a fazer um diagnóstico, mas, por vezes, o próprio diagnóstico é difícil devido à sobreposição de sinais e sintomas. Os sintomas secundários podem desenvolver-se mesmo depois de a fonte primária de dor ou sintomas ter sido resolvida. Por conseguinte, são necessárias algumas ferramentas ou procedimentos de diagnóstico que nos podem fornecer informações adicionais que nos podem ajudar a confirmar ou refutar um diagnóstico existente. Tenha sempre em mente que estes testes adicionais são simplesmente efectuados para recolher mais informações, nunca para determinar o diagnóstico.

Estes podem ser:

I. Técnicas radiográficas

- Projecções panorâmicas
- Projeção transcraniana, transfaríngea e transorbital
- Tomografia
- Tomografia computorizada
- Artrotomografia
- Artrografia
- Cintigrafia

II. Imagem por ressonância magnética (MRI)

III. Artroscopia

IV. Moldes montados

V. Eletromiografia

VI. Dispositivos de rastreio mandibular

VII. Sonografia

VIII. Análise de vibrações

IX. Termografia

Modalidades de tratamento

O tratamento dos distúrbios da articulação temporomandibular é recomendado utilizando uma vasta gama de modalidades de tratamento, o que se deve ao carácter multifatorial das doenças.

- Tratamento de apoio
- Tratamento definitivo

I. Tratamento de apoio

O objetivo da terapia de apoio é reduzir os sintomas do doente; frequentemente não tem qualquer impacto nas causas subjacentes da doença. Procura aliviar o desconforto e a disfunção. Pode ser:

A. Terapia farmacológica

B. Fisioterapia

A. Terapia farmacológica

Oferece uma gestão abrangente e um tratamento decisivo, o que a torna uma forma eficaz de tratar os sintomas associados a várias DTM. É imperativo que o doente compreenda que nenhuma opção de tratamento farmacológico para as DTM se destina a uma cura, mas sim a ajudar a melhorar a função mandibular, a aliviar o desconforto, a aumentar a qualidade de vida e a travar a progressão da doença[47]. Devido à natureza cíclica da dor sentida pelos pacientes com DTM, o uso indevido de medicamentos pode manifestar-se como dependência física ou psicológica. Uma recomendação habitual é que sejam prescritos num horário regular durante um determinado período de tempo, por exemplo, três vezes por dia durante duas semanas.

Os agentes farmacológicos mais comuns são:

- Analgésicos
- Anti-inflamatórios não esteróides
- Corticosteróides
- Agentes ansiolíticos
- Relaxantes musculares
- Anti-depressivos
- Anestésicos locais

B. Fisioterapia

A fisioterapia é um conjunto de intervenções de apoio que são normalmente iniciadas juntamente com a terapia definitiva. Uma das dez principais terapias para a DTM é a fisioterapia[48], que se concentra na redução da dor no pescoço e na mandíbula, melhorando a amplitude de movimento (ADM) e incentivando a atividade para preservar a função saudável. A fisioterapia pode ser de duas categorias gerais:

a) Modalidades de fisioterapia

b) Técnicas manuais

a) Modalidades de fisioterapia

A fisioterapia é utilizada para tratar as DTM, e os seus objectivos incluem a redução do desconforto, a promoção do relaxamento muscular, a redução da hiperatividade muscular e o restabelecimento da função muscular e da mobilidade articular[49]. É reversível e não invasiva e permite a gestão do autocuidado num ambiente que promove a responsabilidade do doente pela sua própria saúde. ser:

- Termoterapia
- Terapia de arrefecimento
- Ultrassom
- Fonoforese
- Iontoforese
- Terapia EGS
- Estimulação eléctrica nervosa transcutânea (TENS)

- Acupunctura
- Laser

b) Tratamento manual

O tratamento manual é utilizado para aliviar a dor, aumentar a força, a coordenação e a mobilidade[50]. Também pode ser utilizado para reduzir as aderências fibrosas, reduzir a isquemia local, aumentar a propriocepção, restaurar a amplitude de movimento normal e minimizar a isquemia local. Podem ser:

- Mobilização de tecidos moles
- Mobilização das articulações
- Condicionamento muscular

Tratamento definitivo

O tratamento definitivo refere-se aos métodos que têm como objetivo reduzir ou remover as causas etiológicas que levaram à condição. A escolha do tratamento definitivo depende dos factores etiológicos associados à DTM e tratados em conformidade...

O tratamento protético das DTMs envolve geralmente a correção da condição oclusal do , aliviando assim os seus sintomas. Quando o tratamento ortodôntico não consegue produzir as modificações oclusais desejadas, a prótese assume uma importância ainda maior. O conforto do doente, a estabilidade oclusal e a restauração de dentes difíceis são os objectivos de gestão do prostodontista.

4.4 TERAPIA COM APARELHOS OCLUSAIS

O tratamento de pessoas com distúrbios da ATM é discutível e recebe recomendações de um vasto leque de perspectivas. Os tratamentos mais utilizados na clínica de DTM, bem como pelos dentistas na prática geral, são o aconselhamento, a terapia medicamentosa, a fisioterapia e a terapia com talas (utilizada por mais de 90% dos pacientes)[a]. Os pacientes que sofrem de sintomas de DTM podem receber uma amálgama destas terapias. Parece haver benefícios sinérgicos, como demonstrado pelo facto de uma combinação de terapia com talas, fisioterapia em ambulatório e medicação relaxante muscular resultar frequentemente num melhor resultado do que qualquer um dos tratamentos separados realizados isoladamente.

Entre essas opções de tratamento, o procedimento terapêutico mais comum é a terapia com splint, por ser considerado um tratamento não invasivo e reversível. A terapia com splint pode ser definida como a arte e a ciência de estabelecer harmonia neuromuscular no sistema mastigatório e criar uma desvantagem mecânica para as forças parafuncionais com aparelhos removíveis[b]. O uso frequente de talas oclusais, também conhecidas como aparelhos orais, ortopedia oral, aparelho interoclusal, protetor de mordida, noturno, ortopedia intra-oral, dispositivo ortopédico, dispositivo desprogramador[c] permitem resultados clínicos interessantes, uma vez que demonstraram reduzir com sucesso 70-90% dos sintomas de DTM.

Uma tala é um dispositivo oclusal removível que se encaixa sobre as superfícies oclusais e incisais de uma arcada dentária para fazer contacto oclusal com os dentes da arcada oposta. É frequentemente composta por acrílico duro. Em casos cuidadosamente escolhidos, uma tala oclusal pode ser um dispositivo útil de diagnóstico e terapia se for fabricada, ajustada e mantida corretamente. Uma tala bem fabricada promove a harmonia entre os músculos mastigatórios, discos, as articulações, os ligamentos, os ossos, os dentes e os tendões.

A tala oclusal é um dispositivo terapêutico baseado na etiologia para a correção de uma doença temporo-mandibular, bem como um tratamento simples de implementar que pode confirmar uma hipótese de diagnóstico. As talas também são adequadas como instrumentos de diagnóstico para confirmar e avaliar as contribuições dos factores comportamentais, posturais e psicossociais para a etiologia complexa das disfunções do sistema mastigatório.

As talas devem ser concebidas e utilizadas de acordo com indicações específicas, e os profissionais devem fabricá-las com o máximo cuidado para garantir que os pacientes beneficiam . O conhecimento do dentista sobre as DTM, a duração da terapia, o tipo de tala utilizada e a correção oclusal têm um impacto no sucesso do tratamento.

As funções da tala oclusal são

- Relaxar os músculos
- Permitir o côndilo assente em relação cêntrica
- Fornecer informações de diagnóstico
- Proteger os dentes e as estruturas associadas do bruxismo
- Atenuar a propriocepção do ligamento periodontal
- Reduzir os níveis de hipoxia celular

História

Karolyi[s], um alemão, introduziu uma tala oclusal em 1901 para o tratamento do bruxismo. Desde essa altura, foram desenvolvidos vários modelos de talas e postuladas teorias de tratamento.

Em 1919, Hawley e depois Monson, em 1921, propuseram que o bruxismo causava a diminuição da dimensão vertical oclusal, o que resultava em problemas oclusais. Para a extrusão de dentes posteriores, foi sugerido o uso de um plano de mordida destacável. Sved, em 1944, estava a utilizar aparelhos oclusais para extruir os dentes posteriores e aumentar a dimensão vertical.

A década de 1940 deu origem à literatura sobre o uso de aparelhos macios para tratar doenças orais. Em 1942, Matthews fez uma das primeiras menções ao uso de um aparelho macio para tratar o bruxismo. O uso de um aparelho oclusal macio maxilar para manter a mandíbula numa relação específica com a maxila foi abordado na publicação de Kesling quatro anos mais tarde, em 1946.

Ingersoll e Kerens escreveram um estudo em 1952 sobre a utilização de um aparelho de resina vinílica semi-mole para tratar lesões oclusais.

Teorias das acções das talas

I. Teoria do descolamento oclusal

De acordo com esta teoria, a estabilização da ATM e a redução ou eliminação de todas as actividades musculares aberrantes podem ser conseguidas através da adaptação ao paciente de uma tala interoclusal que tenha um esquema oclusal ótimo. O plano oclusal da tala é normalmente feito para ter uma orientação excursiva nos dentes caninos ou anteriores e um contacto simultâneo bilateral múltiplo com os dentes posteriores. Uma tala de estabilidade em acrílico duro maxilar completo é o aparelho mais frequentemente recomendado para atingir o objetivo de desacoplamento oclusal. Também tem sido sugerido o uso de um plano de mordida anterior e talas feitas a partir da arcada mandibular para obter os mesmos efeitos.

II. Teoria da dimensão vertical restaurada

Esta teoria baseia-se na ideia de que toda a atividade muscular aberrante será ou diminuída se for dada ao doente uma dimensão vertical inter-oclusal. Nesta teoria, é importante considerar a dimensão vertical inicial da oclusão ao escolher uma abertura interoclusal. Isto permite que os músculos trabalhem no comprimento correto. Os pacientes com suspeita de fechamento excessivo devido à perda do suporte oclusal posterior recebem frequentemente este tratamento.

Manns et al (1983)[A] estudaram a forma como a dimensão vertical afectava os sintomas da Síndrome de Disfunção Dolorosa Miofacial e chegaram à conclusão de que a utilização de talas oclusais para esticar o músculo elevador até à dimensão vertical de menor atividade EMG, ou próximo desta, é mais bem sucedida em causar relaxamento neuromuscular.

III. Teoria do alinhamento maxilomandibular

O objetivo principal desta teoria é criar um equilíbrio neuromuscular. Na posição de máxima intercuspidação, a mandíbula pode ocasionalmente estar numa postura aberrante e não adaptativa em relação à maxila. Com a ajuda de uma tala interoclusal, esta relação pode ser alterada para uma posição mais anatómica da mandíbula, o que irá melhorar ou eliminar uma série de queixas músculo-esqueléticas disfuncionais. Após um período de tempo pré-determinado, o aparelho deve ser removido para avaliar se o realinhamento maxilomandibular é necessário para o sucesso do tratamento. O realinhamento pode ser necessário como parte do plano de terapia se os sintomas voltarem a aparecer.

IV. Teoria do reposicionamento da ATM

Esta teoria baseia-se na ideia de que o desempenho da ATM será melhorado através da deslocação do côndilo na fossa. As radiografias são utilizadas para reposicionar o côndilo na fossa com objectivos terapêuticos. No entanto, a utilização da radiografia é discutível, uma vez que a projeção transcraniana está associada a importantes imprecisões.

Aconselha-se a utilização de uma aplicação diferente desta ideia para tratar um determinado desarranjo intracapsular (articulação em estalido). Esta técnica é frequentemente utilizada para provocar uma alteração na ligação disco-côndilo, o que pode exigir um deslocamento temporário da mandíbula para a frente. As indentações e rampas distintas da tala impedem que a mandíbula seja colocada de outra forma que não a máxima intercuspidação, mantendo a posição mandibular. Se for bem sucedida, a articulação funcionará sem estalidos e a relação disco-côndilo alterar-se-á.

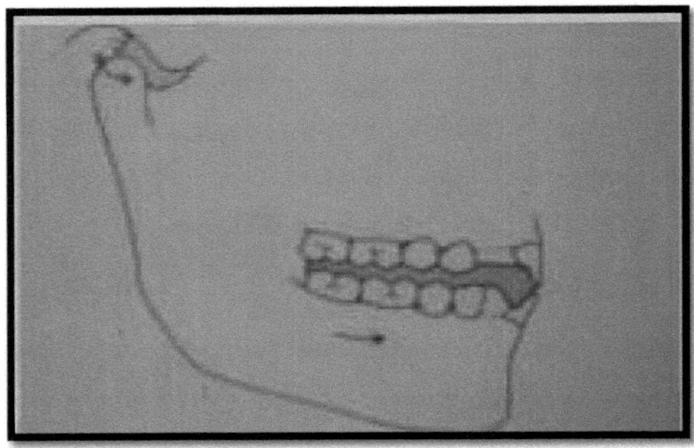

Figura IV - Reposicionamento da ATM

Imagem Cortesia - Srivastava R, Jyoti B, Devi P. Tala oral para desordens da articulação temporomandibular com sistema de fluido revolucionário. Dent Res J (Isfahan). 2013 maio;10(3):307-13

V. Teoria da consciência cognitiva

De acordo com esta teoria, a presença da tala como um objeto estranho na boca provavelmente alteraria as sensações tácteis orais, reduziria o volume da boca e o espaço disponível para a língua, e tornaria o doente consciente da posição e do uso potencialmente prejudicial da sua mandíbula.

Os factores que agravam a doença diminuem à medida que a consciência cognitiva aumenta. Consequentemente, os sintomas diminuem. Esta teoria é aplicável a todos os tipos de aparelhos utilizados.

Biomecânica

O ligamento periodontal é um tecido conjuntivo altamente especializado situado entre o dente e o osso alveolar. A sua principal função é ajudar o dente a suportar as forças consideráveis da mastigação. Contém fibras proprioceptivas que comunicam com o sistema nervoso central para provocar padrões musculares que contra a sobrecarga. Uma tala oclusal utiliza uma superfície maior que cobre todos os dentes da arcada para dispersar as tensões aplicadas aos dentes individualmente. Uma tala oclusal equilibra a carga e consequentemente, permite a simetria muscular.

As interferências oclusais que ocorrem na relação cêntrica dos movimentos da mandíbula provocam hiperatividade do músculo pterigoide lateral e as interferências dos dentes posteriores durante os movimentos excursivos da mandíbula provocam hiperatividade dos músculos masseter, temporal e pterigoide medial . Um músculo exausto pode sentir desconforto e dor devido a uma hiperatividade muscular persistente. A dor provocada pela hiperatividade do músculo desaparece quando a hiperatividade é tratada. Neste caso, uma tala oclusal ajudará a relaxar os músculos elevadores e posicionadores, proporcionando contactos de intensidade semelhante em todos os dentes, desoclusão imediata de todos os dentes posteriores pela orientação anterior e orientação condilar guiada em todos os movimentos [F].

O ventre superior do pterigóideo lateral deve atingir sua extensão total para que os côndilos repousem totalmente sob o disco na posição ântero-superior. O disco é arrastado anterior e medialmente em direção à origem do músculo quando o pterigoide lateral está hiperativo devido à interferência oclusal, o que causa deslocamento. As perturbações da ATM resultam de uma sobrecarga do conjunto côndilo/disco quando este não se encontra na sua posição fisiológica habitual. Uma oclusão causada por um posicionamento relaxado e músculos elevadores numa tala bem equilibrada permite que o disco articulador se mova para a sua posição ântero-superior acima da cabeça do côndilo.

4.5 CLASSIFICAÇÃO DA TALA

a. De acordo com Dawson[d]

1. Talas permissivas/desprogramador muscular

2. Talas não permissivas / Talas diretivas

3. Talas pseudo permissivas (por exemplo, talas macias, tala hidrostática)

b. De acordo com Okeson[e]

1. Aparelho de relaxamento muscular/aparelho de estabilização utilizado para reduzir a atividade muscular

2. Aparelhos de reposicionamento anterior/aparelho de reposicionamento ortopédico

3. Plano de mordida anterior

4. Aparelho giratório

5. Aparelho macio/resiliente

Tipos de talas

I. Talas permissivas

Destinam-se a desbloquear a oclusão e a desvincular do contacto as inclinações desviadas dos dentes. Deste modo, a causa e o efeito da coordenação muscular são . Se o estado dos componentes articulares o permitir, os côndilos são subsequentemente autorizados a regressar à sua posição sentada correta em relação cêntrica.

Por exemplo: talas de contacto do ponto médio anterior e talas de contacto total

II. Talas não permissivas

São concebidas para colocar a mandíbula e o maxilar numa determinada relação. A função primária de uma tala diretiva é colocar ou alinhar o conjunto côndilo-disco. local onde os côndilos devem estar na posição intercuspídea é determinado pela relação mandíbula-mandíbula que ocorre na máxima intercuspidação com a tala. Por conseguinte, as talas diretivas só devem ser utilizadas quando é necessária uma posição especificamente direcionada dos côndilos.

Ex: tala de reposicionamento anterior

III. Talas pseudo permissivas

a. Aparelho hidrostático / Aqualizador

Este aparelho foi originalmente proposto por Lerman[f] mais de 30 anos. É conhecido como aparelho hidrostático porque contém uma câmara bilateral cheia de água nos dentes posteriores. Essas câmaras são fixadas à placa palatina de acrílico. A ideia do mecanismo é que a mandíbula, por si só, é capaz de determinar a posição mandibular correta, pelo que o aparelho não será capaz de direcionar a mandíbula para uma posição de repouso. É inserido na maxila ou na mandíbula[f].

Por exemplo - Aquasplint mini, Aquasplint classic e Aquasplint ultra

b. Tala macia

Esta tala é utilizada para diminuir qualquer dor nas articulações ou mialgia, bem como para parar o cerramento e o bruxismo e pode ser utilizada por atletas. Mas, devido aos contactos de oclusão desequilibrados, pode até piorar o bruxismo[g].

As pseudo talas podem o bruxismo, provavelmente devido aos contactos posteriores prematuros provocados pelo facto de estas talas não poderem ser equilibradas[e].

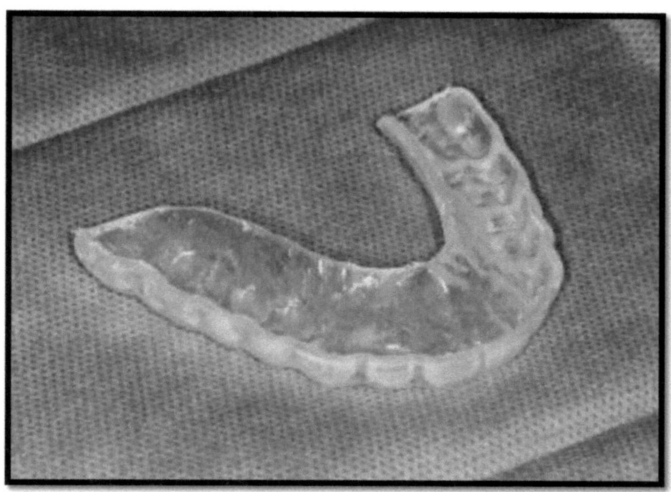

Figura V - Tala macia

Cortesia da imagem - Seifeldin SA, Elhayes KA. Terapia com tala oclusal macia versus dura no tratamento de distúrbios temporomandibulares (DTMs). Saudi Dent J. 2015 Oct;27(4):208-14.

I. Aparelho de estabilização

Também conhecido como tala gnatológica, tala de Michigan, aparelho de relaxamento muscular, aparelho de Tanner, aparelho de Fox ou aparelho de relação cêntrica. O objetivo do aparelho de estabilização, de acordo com as diretrizes da Academia Americana de Dor Orofacial, é "proporcionar a estabilização da articulação, proteger os dentes, redistribuir as forças oclusais, relaxar os músculos elevadores e diminuir o bruxismo". Também é afirmado que "o uso do aparelho aumenta a consciência do paciente sobre os hábitos da mandíbula e ajuda a alterar a posição de repouso da mandíbula para posição mais relaxada e aberta"[h].

Quando este dispositivo é administrado intra-oralmente, a relação entre a maxila e a mandíbula é apenas ligeiramente alterada devido à sua construção em acrílico duro ou policarbonato. Qualquer alteração na conexão maxilomandibular pode ser causada apenas pela espessura do material. De acordo com Turb J C et al (2004) pode ser construído na arcada inferior, e quando comparado com uma tala maxilar oclusiva anterior, os aparelhos de estabilização mandibular diminuem estatisticamente e significativamente a severidade dos sintomas de DTM[i]. O aparelho de estabilização foi concebido para promover a estabilidade oclusal[j] e reduzir a tensão muscular[k].

Este aparelho é o tipo de aparelho oclusal mais utilizado e é o que tem menos efeitos adversos para as estruturas orais quando corretamente fabricado[l].

Tala de Michigan

Esta tala é fabricada para se adaptar a todas as superfícies oclusais dos dentes maxilares ou mandibulares e é mantida no lugar através do encaixe do acrílico em rebaixos nas áreas dentárias interproximais vestibulares. É feita de acrílico transparente curado pelo calor.

As principais caraterísticas que distinguem a tala de Michigan[m] (Geering & Lang, 1978) de outras talas de estabilização são:

- Sempre ajustado à relação cêntrica
- Liberdade na zona cêntrica: 0-5-1-0 mm numa superfície plana
- A elevação da cúspide começa a cerca de 1 mm da liberdade em cêntrica
- Sem orientação incisal da oclusão cêntrica
- Permite que os côndilos procurem uma posição óptima
- Pode ser utilizado por tempo indeterminado sem alteração das relações oclusais dos dentes

Indicações para a tala de Michigan

- Pacientes com distúrbios da ATM e/ou musculares e dor [n, o]
- Bruxismo grave
- Diagnóstico e tratamento dos traumatismos por oclusão de qualquer parte do sistema mastigatório
- Manter os dentes maxilares na posição desejada após terapia ortodôntica ou perda de dentes opostos
- Estabelecimento de posições condilares óptimas em relação cêntrica antes da terapia oclusal definitiva [p]
- Estabilização dos dentes maxilares móveis e prevenção da erupção dos dentes mandibulares
- Diagnóstico diferencial para pacientes com sinais e sintomas que imitam distúrbios da

ATM ou musculares, mas sem origem no sistema mastigatório

- Tratamento de doentes com cefaleias de tensão[q]
- Desoclusão temporária de dentes para fins ortodônticos ou outros

Requisitos para a conceção da Michigan Splint[r]

- não interferir com qualquer movimento quando os dentes estão em contacto com a tala
- para permitir o fecho da mandíbula numa relação de contacto estável sem interferências
- para permitir a vedação dos lábios, se possível
- não interferir com a deglutição ou a fala
- para permitir uma dimensão vertical que pode ser facilmente
- para proporcionar a estética mais favorável nas circunstâncias

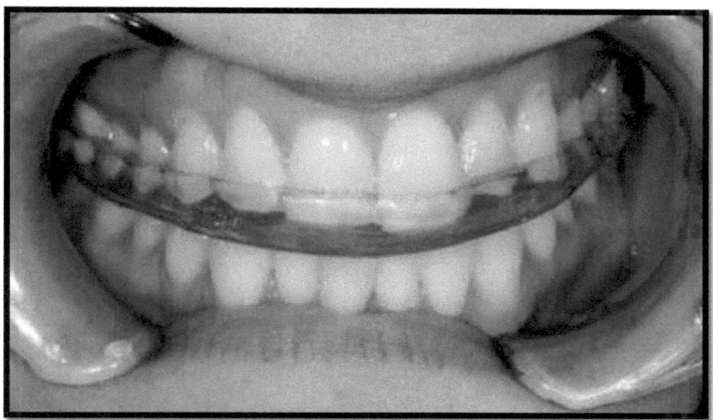

Figura VI - Tala de Michigan

Cortesia da imagem - Albagieh H, Alomran I, Binakresh A, Alhatarisha N, Almeteb M, Khalaf Y, Alqublan A, Alqahatany M. Occlusal splints-types and effectiveness in temporomandibular disorder management. Saudi Dent J. 2023 Jan;35(1):70-79.

II. Tala de Reposicionamento Anterior

Este tipo de aparelho foi concebido para ser utilizado no tratamento de doentes com deslocação anterior do disco com redução. Esta tala induz uma posição mandibular terapêutica, alterando a relação maxilo-mandibular de modo a que a mandíbula seja colocada anteriormente para manter a interação normal entre o côndilo e o disco[B]. Acreditava-se que, ao ajustar a posição mandibular desta forma, estabilizava a interação entre o disco e o côndilo e forçava o disco deslocado anteriormente a regressar à sua posição natural. Este posicionamento da mandíbula é efectuado através da adição de uma rampa guia em acrílico ao terço anterior do aparelho maxilar. A rampa guia puxa a mandíbula para a frente até o fechamento final, após o encaixe inicial dos dentes mandibulares.

O objetivo do tratamento é restaurar a função normal do complexo côndilo-disco, sem alterar permanentemente a posição mandibular. Assim que a função ao normal, a tala é retirada progressivamente e o paciente retorna à sua condição normal pré-existente. O aparelho de plano de mordida anterior deve ser usado com precaução e apenas por breves períodos de tempo como terapia terapêutica temporária para aliviar a dor da DTM, porque o uso prolongado deste aparelho pode levar a alterações oclusais permanentes e irreversíveis [C].

Indicações

- Para tratar o bloqueio intermitente do maxilar com amplitude de movimento limitada
- Para tratar a artralgia persistente da ATM que não responde a outra terapia
- Para tratar perturbações de interferência discal
- Para o bloqueio intermitente ou crónico da articulação
- Doenças inflamatórias (por exemplo, retrodiscite)
- Os sons conjuntos, como cliques simples ou recíprocos, podem por vezes ser tratados eficazmente

III. Plano de mordida anterior

O plano de mordida anterior é um aparelho de acrílico duro com cobertura palatina em forma de ferradura, usado sobre os dentes maxilares, que proporciona contacto apenas com os dentes anteriores da mandíbula. O seu principal objetivo é desativar o contacto com os dentes posteriores, o que irá remover a sua influência no bom ou mau funcionamento da ATM. O princípio em que se baseia o plano de mordida anterior é a prevenção do apertamento. O uso do plano de mordida anterior sem apoio posterior sobrecarrega as ATMs, o que pode ter um efeito negativo na forma de supra-erupção dos dentes posteriores, o que é extremamente raro se usado apenas à noite[D].

Indicações

- Tratamento de perturbações musculares relacionadas com a instabilidade ortopédica ou com pequenas alterações da oclusão
- Contactos dentários posteriores desfavoráveis associados à atividade parafuncional
- Dores de cabeça relacionadas com a DTM

IV. Aparelho pivotante

É um aparelho feito de acrílico duro que cobre uma arcada, quer maxilar quer mandibular, com um contacto posterior colocado em cada quadrante. Este contacto é normalmente estabelecido o mais posteriormente possível. O aparelho funciona reduzindo a pressão intra-capsular através da distração do côndilo. Durante o ato de cerrar os dentes, o côndilo é puxado para baixo e a mandíbula gira em torno do pivô, o que resulta na descarga das superfícies da articulação, aliviando assim a carga traumática e permitindo que o disco se mova para a sua posição normal [D].

Indicações

- Descarregar a superfície articular da articulação devido à diminuição da pressão inter-articular
- Tratamento de cliques
- Para o tratamento dos sintomas relacionados com as doenças degenerativas das articulações
- Desarranjo interno do disco
- Inflamação intracapsular

V. Plano de mordida posterior

O plano de mordida posterior é normalmente fabricado para a arcada inferior e é composto por acrílico duro bilateral localizado sobre os molares e pré-molares mandibulares ligados por uma barra metálica lingual. Esses aparelhos são projetados para alterar a relação horizontal maxilomandibular, bem como produzir dimensão vertical. Para manter a relação maxilomandibular "ideal" a longo prazo, devem ser utilizados tratamentos oclusais após os aparelhos de plano de mordida posterior. O principal problema com os desenhos de planos de mordida posteriores é que o aparelho entra em contacto com os dentes na região posterior, o que pode causar intrusão de dentes opostos posteriores ou a supra-erupção de dentes anteriores, resultando numa mordida aberta posterior[E].

Indicações

- Perda grave da dimensão vertical
- Quando são necessárias grandes alterações no posicionamento anterior da mandíbula

VI. Aparelho macio ou resiliente

A tala mole é um aparelho normalmente adaptado à arcada maxilar, fabricado em material resiliente. O objetivo deste aparelho é conseguir um contacto uniforme e simultâneo com os dentes opostos. É utilizado como tratamento de emergência em doentes com sintomas de DTM aguda. Estes aparelhos são fáceis de fabricar e, normalmente, só são usados à noite e, se funcionarem, aliviam os sintomas no prazo de 6 semanas. Após 4 a 6 meses, têm de ser substituídos, pois começam a perder a sua resistência. Devido à sua baixa densidade e à sua forma amorfa, são comprimidos ou usados antes de os músculos mastigatórios serem sujeitos a tensão ou stress para além do seu limite fisiológico.

Indicações

- Para prevenir o bruxismo
- Para alívio de dentes posteriores extremamente sensíveis devido a sinusite crónica ou repetida
- Redução dos sintomas das perturbações temporomandibulares

Resumo das utilizações de várias talas para o tratamento das DTM

Talas	Utilizações
Tala estabilizadora de plano plano	Promove a estabilidade oclusal Relaxamento muscular Desprogramação da posição mandibular Alteração da dimensão vertical
Anterior tala de reposicionamento	Para tratar o clique recíproco Estabilização da relação côndilo-disco Para evitar a compressão do tecido retrodiscal

Tala de mordida anterior	Reduz a força de aperto sobre os músculos Reduz os movimentos parafuncionais Para descarregar a ATM
Tala pivotante	Para tratar as perturbações internas do disco Para tratar a inflamação intracapsular inflamação intracapsular por distração condilar
Tala de mordida posterior	Para produzir uma relação maxilomandibular horizontal e vertical alterações de dimensão
Tala de borracha macia	Reduzir a dor, a mialgia ou o desconforto Prevenir o bruxismo e o cerramento Utilizado pelos atletas como equipamento de proteção

Splints oclusais no bruxismo

O bruxismo é uma atividade habitual dos maxilares caracterizada pelo cerrar ou ranger dos dentes e/ou pela contração ou empurrão da mandíbula. O bruxismo tem duas manifestações circadianas diferentes: pode ocorrer durante o sono (designado por bruxismo do sono) ou durante a vigília (designado por bruxismo em vigília). Trata-se de uma perturbação prevalente que se pensa afetar 24% dos bruxómanos acordados e 16% dos bruxómanos adormecidos entre os adultos[t]. Alguns indivíduos ser afectados por ambos os tipos de bruxismo.

O aconselhamento pode ajudar no bruxismo em vigília, mas é necessário um tratamento adicional nos doentes com bruxismo do sono, particularmente naqueles que podem desenvolver sintomas de problemas músculo-esqueléticos, como hipertrofia dos músculos mastigatórios e perturbações temporomandibulares[u], bem como problemas dentários, como desgaste dentário, progressão da doença periodontal, danos ou falhas nas restaurações dentárias ou implantes[v].

Para distribuir o contacto oclusal de forma optimizada [w] e evitar alterações oclusais indesejáveis [w,x], vários especialistas continuam a aconselhar a utilização de talas de estabilização de cobertura total [t]. A tala de estabilização de cobertura total é geralmente considerada como uma solução segura e é frequentemente utilizada para o tratamento de

DTM. Embora não seja eficaz no tratamento do bruxismo em todos os indivíduos, a tala de estabilização é frequentemente usada durante longos períodos de tempo para proteger os dentes daqueles que continuam a bruxear[z].

Um estudo realizado por H. MATSUMOTO et al demonstrou que o uso intermitente de talas de estabilização pode reduzir a atividade do bruxismo do sono durante um período mais longo em comparação com o uso contínuo.

Limitações / Contra-indicações / Desvantagens

- A tala oclusal em pacientes com hábitos parafuncionais não deve exceder alguns meses, pois podem habituar-se à tala e criar uma dependência negativa
- As talas que não cobrem todos os dentes com contactos equilibrados com os dentes opostos não devem ser utilizadas durante um período superior a 4-6 semanas
- Podem ocorrer alterações irreversíveis na oclusão se forem utilizados por períodos superiores a 6weeks
- As talas duras não devem ser usadas por crianças durante mais do que breves períodos de tempo, uma vez que podem tornar-se impróprias após um curto período de tempo e obstruir o padrão de crescimento normal da criança
- talas de mordida anterior não devem ser usadas durante mais de 2 semanas, pois podem ser prejudiciais em caso de doença intracapsular devido ao perigo de compressão
- As talas de cobertura de arcada completa são difíceis de produzir e ajustar e, na presença do terceiro molar permanente, podem estimular o reflexo de vómito
- A monitorização regular às 2, 4 e 8 semanas é importante para avaliar a eficácia da tala
- Poderá ser necessário efetuar ajustamentos repetidos durante períodos bastante longos antes de se obterem resultados
- A ineficácia da tala ou o agravamento dos sintomas podem levar a uma reavaliação do diagnóstico
- Os doentes auto-modificam os seus aparelhos para maior conforto ou para reduzir o risco de engasgamento.

□ Terão de ser efectuadas alterações no tratamento em caso de dentes recém-erupcionados, dentes sensíveis, perda de aparelho

- As talas não podem tratar o bruxismo, mas podem reduzir a sua intensidade e proteger os dentes

- É necessária uma supervisão regular do doente, uma vez que o insucesso de uma tala pode ser atribuído a uma má adesão do doente.

Tratamento das DTMs em pacientes com prótese total

Os sinais e sintomas de DTM que se apresentam em pacientes com dentes naturais também podem ocorrer em pacientes edêntulos, embora não na mesma medida que naqueles com dentição natural[G]. A perda da dentição natural pode contribuir para o aumento das DTMs em pacientes edêntulos, juntamente com questões psicológicas e emocionais relacionadas com a idade[H,I,J]. É necessário tratar um paciente edêntulo com DTMs para prevenir o agravamento dos problemas articulares e manter a harmonia da musculatura orofacial.

A maioria dos doentes edêntulos pode apresentar uma dimensão vertical significativamente reduzida devido ao desgaste dos dentes da prótese e à perda de osso alveolar. De acordo com a experiência clínica, a remoção da prótese durante alguns dias é a forma mais simples de tratar os doentes com próteses completas que apresentam sinais e sintomas disfuncionais. Assim que o doente estiver à vontade, é efectuado um registo da mordida e as próteses antigas são montadas de novo e rectificadas ou são feitas novas próteses com uma oclusão bem equilibrada.

A dentição natural e as áreas da crista dos dentes ou uma prótese bem fabricada fornecem o suporte adequado para os músculos que controlam a postura e a expressão facial. Para a utilização eficaz da prótese completa, é necessário um bom controlo e coordenação muscular[K]. Uma oclusão equilibrada proporciona um equilíbrio bilateral que assegura um contacto suave e ininterrupto com os dentes na execução dos movimentos mandibulares diários. Como resultado, o aumento da estabilidade da base da prótese ao longo dos vários movimentos funcionais irá assegurar que o tecido de base tem menos probabilidades de sofrer danos. Isto minimiza a reabsorção óssea, o que por sua vez diminui a pressão colocada nas articulações temporomandibulares e no sistema mastigatório[L]. Frequentemente, quando a oclusão é melhorada em utilizadores de próteses completas com disfunção mandibular, os sintomas desaparecem[M,N].

Os dentes posteriores são removidos e substituídos por aros de mordida planos que são num articulador, reajustados e equilibrados na boca se o uso de próteses for necessário devido a necessidades sociais. As novas próteses são feitas após a resolução dos sintomas.

A tala também pode ser utilizada para corrigir a dimensão vertical reduzida. O fabrico de uma tala retida por fecho é mais simples para os doentes com dentição natural do que para os doentes que têm dentes em falta. Um método para o fabrico de talas de prótese é sugerido por O'Gardy e Reade [O].

Técnica:

1. Criar um sulco 2-3 mm abaixo do colo do dente posterior na superfície exterior da prótese maxilar ou mandibular, com 2 a 3 mm de largura e 1-2 mm de profundidade.
2. Utilizando uma Erkopress (máquina de pressão térmica) e uma chapa de 3,5 mm de espessura, adaptá-la ao molde, cortando abaixo do colo dos dentes e estendendo-a na ranhura previamente criada.
3. Fixar um pedaço de arame de 1 cm na superfície oclusal sobreposta
4. Criar uma superfície oclusal com resina acrílica autopolimerizável (no contacto mais posterior e movimentos excêntricos sem restrições)
5. Depois de polir a tala, fixe-a à , faça os ajustes necessários e dê ao doente as instruções necessárias.

4.6 AVANÇOS RECENTES

I. Tala CAD/ CAM

Com a introdução do desenho assistido por computador/fabricação assistida por computador (CAD/CAM) na medicina dentária, mais viável uma abordagem digital para o fabrico desses aparelhos[P]. Tanto um scanner intra-oral como uma impressão tradicional que é posteriormente digitalizada no laboratório dentário podem ser utilizados para documentar digitalmente a condição do doente. Com base nesta informação, uma tala é então concebida digitalmente. Como resultado, o fluxo de trabalho torna-se mais preciso e eficiente, e o dispositivo pode ser facilmente reproduzido no caso de ser necessário substituí-lo[Q,R].

Processos CAD disponíveis atualmente:

- Fresagem
- Impressão 3D

O procedimento para o fabrico da tala oclusal é a polimerização de resina líquida por

1. Estereolitografia (SLA) Ponto laser único

2. Processamento digital de luz (DLP) Maior área com um feixe

Graças à tecnologia CAD/CAM, os componentes pré-fabricados podem agora ser produzidos utilizando materiais normalizados e processos de produção tradicionais. Este processo de produção normalizado está associado a uma maior qualidade e a uma melhor reprodutibilidade, alargando o número de indicações. As talas criadas a partir de polímeros de alto desempenho apresentam qualidades de material superiores às das talas fabricadas de forma convencional, uma vez que são fabricadas de acordo com as normas de produção industrial. A acessibilidade do policarbonato CAD/CAM da cor dos dentes parece oferecer um substituto intrigante para vários tipos de talas [S,T,U].

II. Tala de venda livre (OTC)

A era moderna da medicina dentária foi alargada pela Internet. As pessoas estão a tornar-se mais informadas sobre questões relacionadas com a saúde e podem agora comprar aparelhos de venda livre (OTC) sem a consulta de um dentista ou médico. As empresas estão a distribuir através de vários canais comerciais (como farmácias e supermercados) e online. As talas OTC estão disponíveis numa variedade de estilos que permitem o seu ajuste para se adaptarem a vários tamanhos de maxilares.

A seguir, são apresentadas quatro concepções genéricas:

1. A caleira anti-retentiva - um dispositivo de plástico em forma de U colocado entre as arcadas dentárias e ajustado pelo indivíduo com uma tesoura

2. Almofadas de mordida em dentes posteriores - as almofadas são ligadas bilateralmente a flanges vestibulares nas regiões de molares/premolares. O indivíduo pode ajustar as almofadas utilizando uma série de configurações diferentes, dependendo do tamanho da arcada inferior

3. Ferver e morder - Colocado da mesma forma que um protetor bucal desportivo termoplástico e ajustado pelo indivíduo com uma tesoura

4. Kit de auto-impressão - O indivíduo recebe um kit de impressão (moldeira e massa) e devolve a impressão feita por si a um laboratório comercial. O laboratório fabrica uma tala macia, formada a vácuo, que é devolvida ao indivíduo.

Existem vários riscos graves associados ao facto de as pessoas comprarem talas de venda livre em vez de visitarem o seu dentista. Depende do auto-diagnóstico da doença, que pode ser mais complicada do que o simples apertar e ranger de dentes. Pode ser difícil para as pessoas que pretendem comprar uma tala de venda livre online determinar o grau de segurança destes dispositivos, uma vez que a maioria dos sítios Web não fornece qualquer informação de segurança ou apenas especifica um limite de idade inferior e, nos casos em que a informação é fornecida, não se sabe até que ponto os doentes a compreendem.

Os doentes também desconhecem o material utilizado no fabrico da tala, para o qual não existe uma norma ISO (International Standards Organization). Os sabores a bagas e a menta de duas das talas OTC disponíveis servem de exemplo de como algumas talas podem lixiviar químicos intra-oralmente.

A probabilidade de ocorrerem alterações oclusais não intencionais é maior se o paciente adquirir uma tala sem o conhecimento e supervisão de um dentista, pois este pode não estar a elas, como intrusão dos dentes cobertos pelo aparelho e extrusão ou irrupção excessiva dos não cobertos[V,W]. As ocorrências registadas são alarmantes, nomeadamente o risco de asfixia que representa a ingestão ou respiração de pedaços de um aparelho partido ou mesmo situações em que a tala é ingerida inteira.

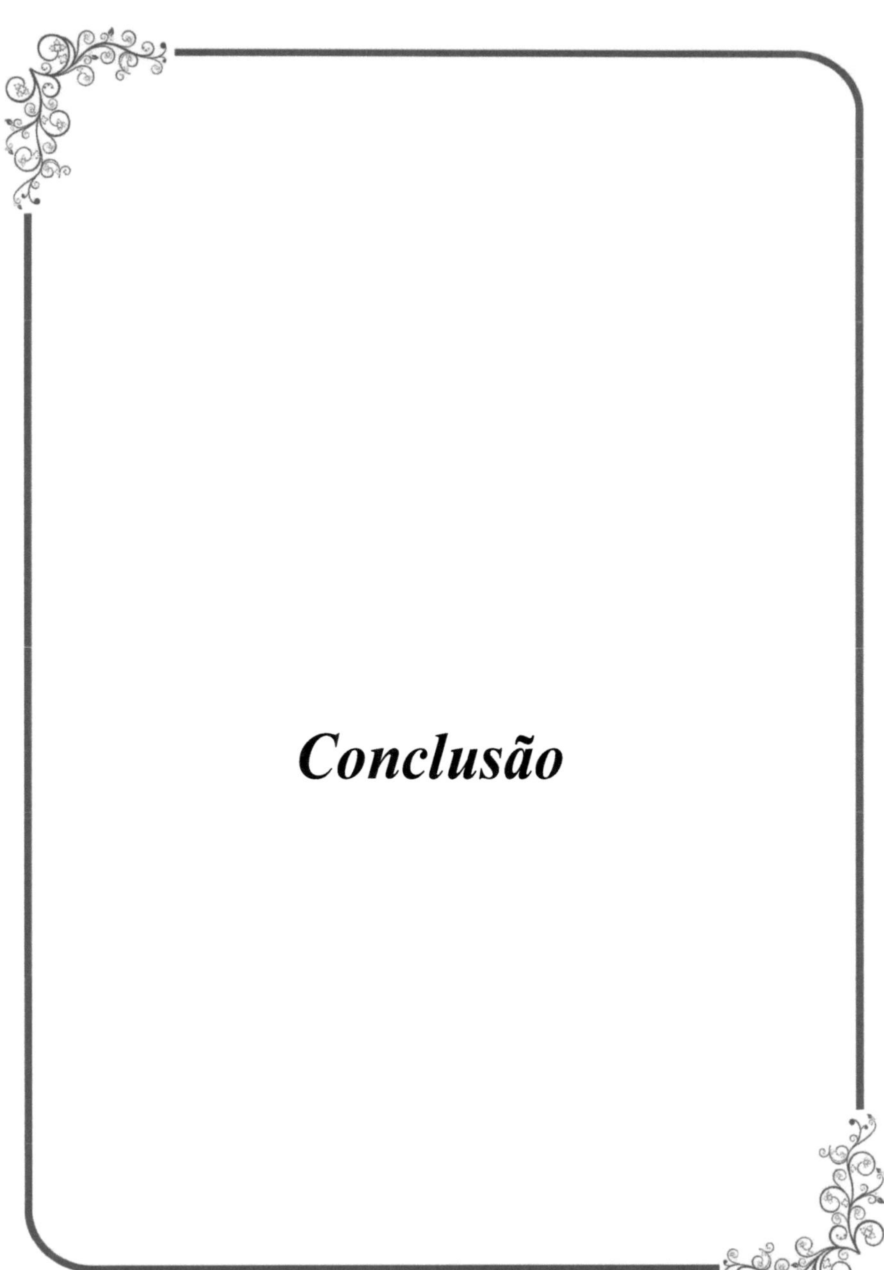

Conclusão

5. CONCLUSÃO

As desordens temporomandibulares (DTMs) são um grupo de doenças que afectam a articulação da mandíbula e os músculos que controlam o movimento da mandíbula. Podem causar dor, desconforto e dificuldade em comer e falar. Uma das opções de tratamento para as DTMs é a utilização de talas oclusais.

Uma tala oclusal é um aparelho dentário feito à medida, concebido para encaixar sobre os dentes e alterar a forma como os dentes superiores e inferiores se juntam quando o maxilar está fechado. Pensa-se que esta alteração na mordida pode ajudar a aliviar os sintomas das DTMs.

Vários estudos investigaram a eficácia das talas oclusais no tratamento das DTMs. Uma revisão sistemática de ensaios clínicos aleatórios publicados no Journal of Oral Rehabilitation em 2017 concluiu que as talas oclusais eram eficazes na redução da dor e na melhoria da função maxilar em pacientes com DTM. A revisão também descobriu que não havia diferença significativa na eficácia entre talas oclusais duras e macias.

Outro estudo publicado no Journal of Oral Rehabilitation em 2019 comparou a eficácia das talas oclusais e da fisioterapia na gestão das DTM. O estudo concluiu que ambos os tratamentos eram eficazes na redução da dor e na melhoria da função mandibular, mas que as talas oclusais eram mais eficazes na redução da dor a curto prazo.

Em geral, as evidências disponíveis sugerem que os splints oclusais são uma opção de tratamento viável para pacientes com DTMs. No entanto, é necessária mais investigação para determinar o desenho e a duração ideais da terapia com talas, bem como para investigar a eficácia a longo prazo desta abordagem de tratamento.

1. Tipos de talas oclusais: Existem vários tipos de talas oclusais que podem ser utilizadas no tratamento das DTMs, incluindo

- Talas de acrílico duro: São o tipo de tala oclusal mais comummente utilizado. São feitas de um material acrílico duro e são concebidas para se adaptarem aos dentes superiores ou inferiores.

- Talas macias: Estas são feitas de um material macio e flexível e foram concebidas para proporcionar amortecimento e apoio aos dentes.

- Talas de laminado duplo: São feitas de uma combinação de materiais duros e macios e foram concebidas para proporcionar os benefícios de ambos os tipos de talas.

- Talas bionatoras: Trata-se de um tipo de aparelho funcional concebido para melhorar a posição e a função maxilares.

2. Indicações para as talas oclusais: As talas oclusais são normalmente utilizadas no tratamento de DTMs causadas por cerramento ou ranger dos dentes, ou por má oclusão (desalinhamento dos dentes). Eles podem ser usados para tratar uma variedade de sintomas, incluindo:

- Dor no maxilar
- Dores de cabeça
- Dor de ouvido
- Estalidos ou estalidos no maxilar
- Movimento limitado do maxilar
- Bruxismo (ranger de dentes)

3. Conceção e fabrico de talas oclusais: A conceção e o fabrico de talas oclusais é um processo complexo que requer uma consideração cuidadosa das necessidades e sintomas individuais do paciente. O processo normalmente envolve:

- Tirar impressões dos dentes do paciente
- Conceção da tala utilizando software de desenho assistido por computador (CAD)
- Fabrico da tala utilizando uma impressora 3D ou outro método de fabrico
- Ajustar a tala para garantir um ajuste confortável e um alinhamento correto da mordida

4. Eficácia das talas oclusais: Vários estudos investigaram a eficácia das talas oclusais no tratamento das DTMs. Uma revisão de ensaios clínicos randomizados publicados no Journal of Oral Rehabilitation em 2017 descobriu que as talas oclusais foram eficazes na redução da dor e na melhoria da função da mandíbula em pacientes com DTMs. A revisão também descobriu que não havia diferença significativa na eficácia entre talas oclusais duras e macias.

5. 5. potenciais riscos e complicações: Embora as talas oclusais sejam geralmente consideradas seguras e eficazes, existem alguns riscos e complicações potenciais associados à sua utilização. Estes incluem:

- Alterações temporárias na mordida

- Aumento da salivação
- Desconforto ou dor na mandíbula ou nos dentes
- Em raros, reacções alérgicas aos materiais utilizados para fazer a tala

6. Momento e duração da terapia com tala: O momento e a duração da terapia com talas podem variar dependendo do paciente individual e dos seus sintomas específicos de DTM. Em geral, a terapia com talas é tipicamente recomendada por um período de 3-6 meses, após o qual o paciente é reavaliado para determinar a necessidade de tratamento contínuo. Em alguns casos, os doentes podem necessitar de uma terapia com talas a longo prazo para gerir os seus sintomas de DTM.

7. Monitorização e ajuste das talas: Durante a terapia com tala, é importante monitorizar o progresso do paciente e fazer ajustes na tala, conforme necessário, para garantir um ajuste confortável e um alinhamento correto da mordida. Isto pode implicar consultas de acompanhamento regulares com o paciente para avaliar os seus sintomas e ajustar a tala conforme necessário.

8. Abordagem de terapia combinada: As talas oclusais são frequentemente utilizadas como parte de uma abordagem terapêutica combinada no tratamento das DTMs. Esta pode incluir outras intervenções, como fisioterapia, medicação e modificações no estilo de vida. Uma abordagem multidisciplinar envolvendo dentistas, fisioterapeutas e outros profissionais de saúde pode ser necessária para o tratamento mais eficaz das DTMs.

9. Educação do paciente: A educação do paciente é um componente importante da terapia com talas para DTMs. Os pacientes devem receber informações sobre a finalidade da tala, como cuidar dela e o que esperar durante o tratamento. Os doentes também devem ser instruídos sobre práticas de higiene oral adequadas para evitar problemas dentários associados à utilização prolongada da tala.

10. Custo e cobertura de seguro: O custo das talas oclusais pode variar em função de factores como o tipo de tala utilizada e a complexidade do desenho e do processo de fabrico. A cobertura do seguro para a terapia com talas também pode variar, dependendo da apólice individual do paciente. É importante discutir o custo e a cobertura do seguro com paciente antes de iniciar o tratamento.

As talas oclusais são aparelhos dentários amovíveis que se destinam a melhorar a oclusão (mordida) dos dentes e a reduzir a pressão sobre a ATM e os músculos associados. As talas podem ser usadas durante o dia ou à noite, consoante as necessidades individuais.

Estudos demonstraram que as talas oclusais podem ser eficazes na redução da dor e na melhoria da função dos maxilares em doentes com DTM. Podem também ajudar a evitar mais danos na ATM e nas estruturas associadas.

No entanto, é importante notar que as talas oclusais são apenas uma parte de um plano de tratamento abrangente para as DTMs. Outros tratamentos podem incluir fisioterapia, medicamentos e mudanças no estilo de vida.

Em geral, embora as talas oclusais possam ser uma ferramenta eficaz na gestão das DTM, a decisão de as utilizar deve ser tomada caso a caso por um profissional dentário ou médico qualificado.

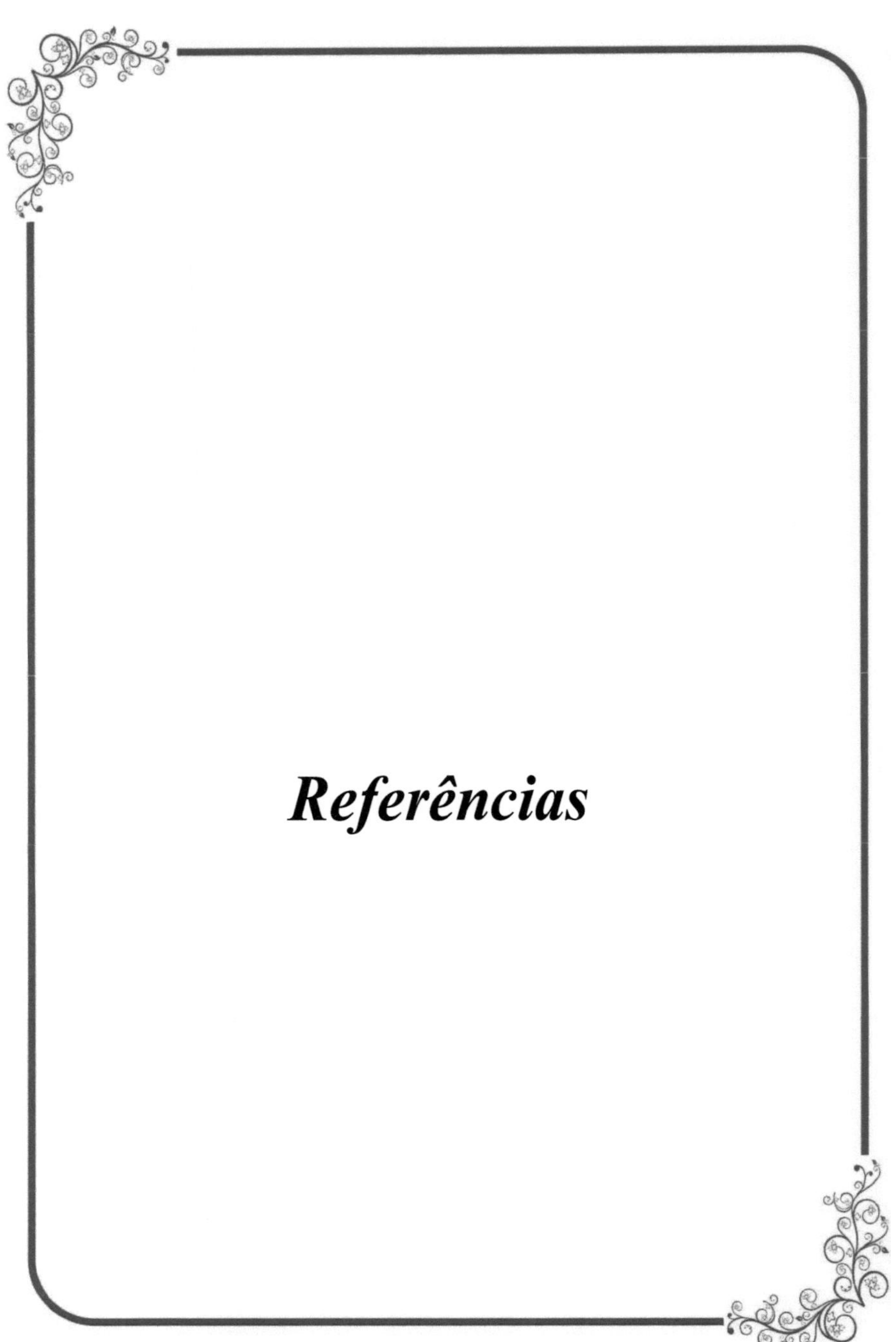

Referências

REFERÊNCIAS

1. Patnaik V.V.G., Bala S., Singla R.K. Anatomia da articulação temporomandibular - Uma revisão. Jornal da Sociedade Anatómica da Índia 2000 Dez;49(2)

2. Merida-Velasco JR, Rodriguez-Vazquez JF, Merida-Velasco JA, Sanchez-Montesinos I, Espin-Ferra J, Jimenez-Collado J. Desenvolvimento da articulação temporomandibular humana. Anat Rec 1999:255:20-33.

3. Brussell I.J. Doenças da articulação temporomandibular: diagnóstico diferencial e tratamento. JADA1949 Nov ;39:532-554

4. Kreutziger KL, Mahan PE: Doença articular degenerativa temporomandibular. Parte II. Procedimento de diagnóstico e gestão abrangente. Oral Surg Oral Med Oral Pathol 40(3):297-319, 1975

5. Helland MM. Anatomia e função da articulação temporomandibular. J Orthop Sports Phys Ther. 1980;1(3):145-52.

6. Manns A., Miralles R., Santander H., Valdivia J. Influência da dimensão vertical no tratamento da síndroma da dor miofascial - disfunção. JPD 1983 Nov ;50(5):700-709

7. Bowley JF, Gale EN. Dor muscular mastigatória experimental. J Dent Res. 1987;66:1765-1769

8. Merida-Velasco JR, Rodriguez-Vazquez JF, Merida-Velasco JA, Sanchez-Montesinos I, Espin-Ferra J, Jimenez-Collado J. Desenvolvimento da articulação temporomandibular humana. Anat Rec 1999:255:20-33.

9. Israel H A, Scrivani S J. Anatomia da articulação temporomandibular - Uma revisão. Jornal da Sociedade Anatómica da Índia 2000 Dez;49(2)

10. Avery JK. Desenvolvimento da cartilagem e dos ossos do esqueleto craniofacial. In: Avery JK, editor. Oral development and histology. 3ª ed. Estugarda - Nova Iorque: Thieme, 2001:44-59

11. Baba K., Tsukiyama Y., Yamazaki M., Clark G.T. A review of temporomandibular disorder diagnostic techniques. JPD 2001 Aug;86(2):184- 194

12. Svensson P, Burgaard A, Schlosser S. Fatigue and pain in human jaw muscles during a sustained, low-intensity clenching task. Arch Oral Biol. 2001;46:773- 777

13. Svensson P, Graven-Nielsen T. Hábitos orais entre raparigas adolescentes e a sua associação com sintomas de desordens temporomandibulares. J Oral Rehabil. 2001;28:624-629

14. Feteih R M. The association of temporomandibular disorder pain with history of head and neck injury in adolescents (A associação da dor da desordem temporomandibular com a história de lesões na cabeça e pescoço em adolescentes). J Orofac Pain. 2006;20:191-198

15. Winocur E, Littner D, Adams I, Gavish A. Hábitos orais e sua associação com sinais e sintomas de desordens temporomandibulares em adolescentes: uma comparação entre géneros. Oral Surg Oral Med Oral Pathol Oral Radiol Endod. 2006;102:482-487

16. Fischer DJ, Mueller BA, Critchlow CW e LeResche L. Sinais e sintomas de desordens temporomandibulares e parafunções orais em adolescentes urbanos da Arábia Saudita: um relatório de investigação. Head Face Med. 2006;2:25

17. Alomar X, Medrano J, Cabratosa J, Clavero J, Lorente M, Serra I, et al. Anatomia da articulação temporomandibular. Seminários em Ultrassom, TC e . 2007;28(3):170-183

18. Hersh E V, Balasubramaniam R, Pinto A. Pharmacologic Management of Temporomandibular Disorders. Oral Maxillofac Surg Clin North Am 2008;20:197-210.

19. Ohrbach R, Markiewicz MR, McCall WD Jr. Waking-state oral parafunctional behaviours: specificity and validity as assessed by electromyography. Eur J Oral Sci. 2008;116:438-444

20. Kindler S, Samietz S, Houshmand M, Grabe HJ, Bernhardt O, Biffar R, Kocher T, Meyer G, Volzke H, Metelmann HR, Schwahn C. Depressive and anxiety symptoms as risk factors for temporomandibular joint pain: a prospective cohort study in the general population. J Pain. 2012;13:1188-1197

21. Almasan OC, Baciut M, Baciut G. Influenţa disfunctiei temporomandibulare asupra tiparului scheletic la subiecţi cu anomalie de clasa a III-a scheletică [A influência da disfunção temporomandibular no padrão esquelético em pacientes com anormalidade esquelética de classe 3] Clujul Medical. 2012;85(S1):47-50

22. Velly AM, Gornitsky M e Philippe P. O fornecimento de sangue arterial à articulação temporomandibular: um estudo anatómico e implicações clínicas. Imaging Sci Dent. 2013 Mar;43(1):37-44. [PMC free article] [PubMed]

23. Almasan OC, Baciut M, Almasan HA, Bran S, Lascu L, Iancu M, et al. Padrão esquelético em indivíduos com distúrbios da articulação temporomandibular. Arch Med Sci. 2013;9(1):118-126

24. Cuccia AM, Caradonna C, Caradonna D, Anastasi G, Milardi D. O sangue arterial da articulação temporomandibular: um estudo anatómico e implicações clínicas. Imaging Sci Dent. 2013 Mar;43(1):37-44. [PMC free article] [PubMed]

25. B Dalewski, M Chrusciel-Nogalska, B Fraczak. Tala oclusal versus tala modificada de inibição nociceptiva do trigémeo na terapia do bruxismo: um ensaio aleatório e controlado utilizando a eletromiografia de superfície. Aust Dent J 2015 Dec;60(4):445-54

26. M Reyes-Sevilla, R H Kuijs, A Werner , C J Kleverlaan, F Lobbezoo. Comparação do desgaste entre materiais de talas oclusais e materiais compostos de resina. J Oral Rehabil. 2018 Jul;45(7):539-544.

27. Subir Banerji, Mclin Dent, Shamir Mehta, Niek Opdam, Bas Loomans. Severe Tooth Wear: Declaração de Consenso Europeu sobre Diretrizes de Gestão J Adhes Dent. 2017;19(2):111-119.

28. Shimin Wang, Zheng Li, Hongqiang Ye, Wenyan Zhao, Yunsong Liu, Yongsheng Zhou. Preliminary clinical evaluation of traditional and a new digital PEEK oclusal splints for the management of sleep bruxism. J Oral Rehabil. 2020 Dec;47(12):1530-1537.

29. Bordoni B, Varacallo M. Anatomia, Cabeça e Pescoço, Articulação Temporomandibular. [Atualizado em 7 de fevereiro de 2021]. In: StatPearls [Internet]. Treasure Island (FL): StatPearls Publishing; 2021 Jan

30. Alvaro Blasi, Víctor Henarejos-Domingo, Ricardo Palacios-Bañuelos, Carla Vidal-Ponsoda, Conrado Aparicio e Miguel Roig. Comparação entre as talas oclusais CAD-CAM e analógicas com base na quantidade de ajustes oclusais. Análise 3D das alterações volumétricas: Um estudo piloto. julho de 2023Journal of Esthetic and Restorative Dentistry 35(4), 35(4)

31. Warwick R. Williams PL: Gray's Anatomy. 35th Ed. WB Saunders and Co, Philadelphia. 1973

32. Pinto O.F. Uma nova estrutura relacionada com a articulação temporomandibular e o ouvido médio. JPD 1962 ;12(1):95-103

33. Okeson J.P. Management of temporomandibular disorders and occlusion (Gestão das perturbações temporomandibulares e da oclusão) 5ª ed. EUA: Mosby;2003

34. Chaurasia B.D. Human anatomy: regional and applied dissection and clinical Volume 3: head, neck and brain 4th ed., New Delhel: CBS publisher distributors 2004. Nova Deli: CBS publisher and distributors 2004

35. Cuccia AM, Caradonna C, Caradonna D, Anastasi G, Milardi D, Favaloro A, De Pietro A, Angileri TM, Caradonna L, Cutroneo G. The arterial blood supply of the temporomandibular joint: an anatomical study and clinical implications. Imaging Sci Dent. 2013 Mar;43(1):37-44. [PMC free article] [PubMed]

36. Manns A., Miralles R., Santander H., Valdivia J. Influência da dimensão vertical no tratamento da síndroma da dor miofascial - disfunção. JPD 1983 Nov ;50(5):700-709

37. Hiltunen K, Peltola JS, Vehkalahti MM, Närhi T, Ainamo A. Um acompanhamento de 5 anos de sinais e sintomas de DTM e achados radiográficos em idosos. Int J Prosthodont 2003; 16(6): 631-4.

38. Mot B.D., Casselman J, DeBoever J. Ressonância magnética pseudodinâmica no diagnóstico da disfunção da articulação temporomandibular. JPD 1994 Dez; 72:309-313

39. Alomar X, Medrano J, Cabratosa J, Clavero J, Lorente M, Serra I, et al. Anatomia da articulação temporomandibular. Seminários em Ultrassom, TC e . 2007;28(3):170-183

40. Baba K., Tsukiyama Y., Yamazaki M., Clark G.T. A review of temporomandibular disorder diagnostic techniques. JPD 2001 Aug;86(2):184- 194

41. Reboredo V. Curso de Fisiologia da Articulação Temporomandibular. Physioplus, 2021.

42. Bordoni B, Varacallo M. Anatomia, Cabeça e Pescoço, Articulação Temporomandibular. [Atualizado em 7 de fevereiro de 2021]. In: StatPearls [Internet]. Treasure Island (FL): StatPearls Publishing; 2021 Jan

43. Nelson ST, Ash MM. Wheeler's Dental Anatomy, Physiology and Occlusion (Anatomia, Fisiologia e Oclusão Dentária de Wheeler). 9.ª ed. Philadelphia, PA: WB Saunders Co; 2010

44. Costen J.B. Features of the mandibular articulation as it pertains to medical diagnosis, especially in otolaryngology. JADA & D. Cos, 1937 Sep;24:1507 -1511

45. Glossário de Prostodontia 2005 julho;94(1):10-92

46. Gage JP. Biossíntese de colagénio relacionada com o estalido da articulação temporomandibular na infância. J Prosthet Dent. 1985;53:714-717

47. McNeill C. Distúrbios Craniomandibulares: Diretrizes para a avaliação, diagnóstico e gestão. Chicago: Quintessence; 1990. pp. 25-39

48. Almasan OC, Baciuţ M, Almasan HA, Bran S, Lascu L, Iancu M, et al. Padrão esquelético em indivíduos com distúrbios da articulação temporomandibular. Arch Med Sci. 2013;9(1):118 -126

49. Almăşan OC, Băciuţ M, Băciuţ G. Influenţa disfuncţiei temporomandibulare asupra tiparului scheletic la subiecţi cu anomalie de clasa a III-a scheletică [A influência da disfunção temporomandibular no padrão esquelético em pacientes com anormalidade esquelética de classe 3] Clujul Medical. 2012;85(S1):47-50

50. Fischer DJ, Mueller BA, Critchlow CW, LeResche L. A associação da dor da desordem temporomandibular com a história de lesões na cabeça e pescoço em adolescentes. J Orofac Pain. 2006;20:191-198

51. Klobas L, Tegelberg A, Axelsson S. Sintomas e sinais de desordens temporomandibulares em indivíduos com desordens crónicas associadas a chicotadas. Swed Dent J. 2004;28:29-36

52. Kindler S, Samietz S, Houshmand M, Grabe HJ, Bernhardt O, Biffar R, Kocher T, Meyer G, Volzke H, Metelmann HR, Schwahn C. Depressive and anxiety symptoms as risk factors for temporomandibular joint pain: a prospective cohort study in the general population. J Pain. 2012;13:1188-1197

53. Miyake R, Ohkubo R, Takehara J, Morita M. Parafunções orais e associação com sintomas de desordens temporomandibulares em estudantes universitários japoneses. J Oral Rehabil. 2004;31:518-523

54. Winocur E, Littner D, Adams I, Gavish A. Hábitos orais e sua associação com sinais e sintomas de desordens temporomandibulares em adolescentes: uma comparação entre géneros. Oral Surg Oral Med Oral Pathol Oral Radiol Endod. 2006;102:482-487

55. Velly AM, Gornitsky M, Philippe P. Factores que contribuem para a dor miofascial crónica: um estudo de caso-controlo. Pain. 2003; 104:491-499

56. Ohrbach R, Markiewicz MR, McCall WD Jr. Waking-state oral parafunctional behaviours: specificity and validity as assessed by electromyography. Eur J Oral Sci. 2008;116:438-444

57. Feteih RM. Sinais e sintomas de desordens temporomandibulares e parafunções orais

em adolescentes urbanos da Arábia Saudita: um relatório de investigação. Head Face Med. 2006;2:25

58. Farsi NM. Sintomas e sinais de desordens temporomandibulares e parafunções orais em crianças sauditas. J Oral Rehabil. 2003;30:1200-1208

59. Takenami Y, Kuboki T, Acero CO Jr, Maekawa K, Yamashita A, Azuma Y. Os efeitos do apertamento incisal sustentado no espaço da articulação temporomandibular. Dentomaxillofac Radiol. 1999;28:214-218

60. Svensson P, Burgaard A, Schlosser S. Fatigue and pain in human jaw muscles during a sustained, low-intensity clenching task. Arch Oral Biol. 2001;46:773- 777

61. Bowley JF, Gale EN. Dor muscular mastigatória experimental. J Dent Res. 1987;66:1765-1769

62. Glaros AG, Burton E. Aperto parafuncional, dor e esforço em desordens temporomandibulares. J Behav Med. 2004;27:91-100

63. Lobbezoo F, van Selms MK, Naeije M. Masticatory muscle pain and disordered jaw motor behavior: literature review over the past decade. Arch Oral Biol. 2006;51:713-720

64. Svensson P, Graven-Nielsen T. Craniofacial muscle pain: review of mechanisms and clinical manifestations (Dor muscular craniofacial: revisão dos mecanismos e manifestações clínicas). J Orofac Pain. 2001;15:117-145

65. Guler N, Yatmaz PI, Ataoglu H, Emlik D, Uckan S. Desarranjo interno temporomandibular: correlação dos achados de ressonância magnética com sintomas clínicos de dor e sons articulares em pacientes com comportamento de bruxismo. Dentomaxilofac Radiol. 2003;32:304 -10

66. Israel HA, Scrivani SJ. A abordagem interdisciplinar da dor oral, facial e de cabeça. J Am Dent Assoc. 2000;131:919-926

67. Winocur E, Gavish A, Finkelshtein T, Halachmi M, Gazit E. Hábitos orais entre raparigas adolescentes e a sua associação com sintomas de desordens temporomandibulares. J Oral Rehabil. 2001;28:624-629

68. Dworkin SF, Huggins KH, LeResche L, Von Korff M, Howard J, Truelove E, et al. Epidemiologia dos sinais e sintomas nas desordens temporomandibulares: sinais clínicos em casos e controlos. J Am Dent Assoc. 1990;120(3):273-281]

69. Austin DG, Peters RA. Peters RA, Gross SG. Clinical management of temporomandibular disorders and orofacial pain (Gestão clínica das perturbações temporomandibulares e da dor orofacial). Chicago: Quintessence; 1995. Exame do paciente com DTM; pp. 123-160

70. Hersh E V, Balasubramaniam R, Pinto A. Pharmacologic Management of Temporomandibular Disorders. Oral Maxillofac Surg Clin North Am 2008;20:197-210.

71. Medlicott MS, Harris SR. Uma revisão sistemática da eficácia do exercício, da terapia manual, da eletroterapia, do treino de relaxamento e do biofeedback na gestão da desordem temporomandibular. Phys Ther. 2006;86:955-973

72. Kogawa EM, Kato MT, Santos CN, Conti PC. Avaliação da eficácia da terapia laser de baixa intensidade (LLLT) e da neuroestimulação microelétrica (MENS) no tratamento das desordens temporomandibulares miogênicas: um ensaio clínico randomizado. J Appl Oral Sci. 2005;13:280-285

73. Rocabado M. A importância da mecânica dos tecidos moles na estabilidade e instabilidade da coluna cervical: um diagnóstico funcional para o planeamento do tratamento. Cranio. 1987;5:130-138

74. Gray RJM, Davies SJ, Quayle AA. Cap.6 Uma abordagem clínica ao tratamento e Cap. 7 Terapia com talas. In: A Clinical Guide to Temporomandibular Disorders. Londres: BDJ Books, 1997: pp.31-46

75. Dylina T.J. Uma abordagem de senso comum à terapia com talas. JPD 2001 Nov;86(5):539-545

76. JP Okeson, JP. Terapia com aparelhos oclusais. Gestão de desordens temporomandibulares e oclusão. *Mosby Elsevier.* 2008 6ª Edição:468-522.

77. Dawson PE (1989) Evaluation, diagnosis, and treatment of occlusal problems. (15ª ed.), MosbySt. Louis, Chicago

78. Okeson JP (2007) Management of temporomandibular disorders and oclusion (Gestão de perturbações temporomandibulares e oclusão): Elsevier HealthSciences

79. Lerman MD (1974) O aparelho hidrostático: uma nova abordagem para o tratamento da síndrome da disfunção da ATM. J Am Dent Assoc 89:1343-1350

80. Okeson JP. Os efeitos de talas oclusais duras e moles no bruxismo noturno. O Journal of

theAmerican Dental Association. 1987 Jun 1;114(6):788-91

81. De Leeuw R, Pain O (2013) Guidelines for assessment, diagnosis, and management. (5ª ed), Quintessence Publishing Co, Inc, Chicago

82. Siegert R, Gundlach KK. Stabilisationsschiene versus Entspannungsbehelf zur Behandlung myofazialer Schmerzen. Erste Ergebnisse einer prospektiv randomisierten Studie. Dtsch Zahnärztl.1989(44):S17-9

83. Ramfjord SP, ASH MM. Reflexões sobre o splint oclusal de Michigan. Journal of oral rehabilitation.1994 Sep;21(5):491-500

84. Fricton J, Look JO, Wright E, Alencar Jr FG, Chen H, Lang M, Ouyang W, Miriam Velly A. Revisão sistemática e meta-análise de ensaios controlados randomizados que avaliam aparelhos ortopédicos intra-orais para distúrbios temporomandibulares. Journal of orofacial pain. 2010 Jan 1;24(3):237

85. Srivastava R, Jyoti B, Devi P (2013) Tala oral para distúrbios da articulação temporomandibular com sistema de fluido revolucionário. Dent Res J (Isfahan) 10:307-313

86. Geering, A.H. & Lang, N.P . (1978) Die Michigan-Schienc, cin diagnostischcs und therapeutischcs Hilfsmittel bei Funktionstorungcn im Kausystcm. SSO Schweiz Monatsschr Zahnheilkunde, 88, 32

87. Clark G.T. (1984) Uma avaliação crítica da terapia ortopédica com aparelhos interoclusais: Design, teoria e eficácia global. Journal of American Dental Association, 108, 364

88. Mejersjo C. & Carlsson G.E. (1983) Long-term results of treatment of temporomandibularjoint dysfuntion, Journal of Prosthetic Dentistry, 45, 809

89. Dyer E. (1967) Dental articulation and oclusion (Articulação dentária e oclusão). Jornal de Protética, 17, 238

90. Forssell H. (1985) Disfunção mandibular e dor de cabeça. Tese de Doutoramento. Universidade de Turku ASH, M.M. & RAMFJORD, S.P. (1982) Introduction to Functional Occlusion. Filadélfia, W.B.Saunders

91. Lobbezoo F, Ahlberg J, Glaros A G et al. Bruxismo definido e classificado: um consenso internacional. JOral Rehabil 2013; 40: 2-4

92. Lobbezoo F, Ahlberg D, Manfredini D, Winocur E. Artigo de revisão: o bruxismo e a

mordida estão relacionados com a causa? J Oral Rehabil 2012; 39: 489-501.

93. Dao TT, Lund JP, Lavigne GJ. Comparação da dor e qualidade de vida em bruxistas e pacientes com dor miofascial dos músculos mastigatórios. J Orofac Pain. 1994;8: 350-356

94. Kampe T, Edman G, Bader G, Tagdae T, Karlsson S. Traços de personalidade num grupo de indivíduos com comportamento de bruxismo de longa duração. J Oral Rehabil. 1997;24:588-593

95. Ekfeldt A, Hugoson A, Bergendal T, Helkimo M. Um índice de desgaste dentário individual e uma análise dos factores correlacionados com o desgaste incisal e oclusal numa população sueca adulta. Ata Odontol Scand. 1990;48:343-349.

96. Hanamura H, Houston F, Rylander H, Carlsson GE, Haraldson T, Nyman S. Estado periodontal e bruxismo. Um estudo comparativo de pacientes com doença periodontal e parafunções oclusais. J Periodontol. 1987;58:173- 176.

97. Pintado MR, Anderson GC, DeLong R, Douglas WH. Variação no desgaste dentário em adultos jovens durante um período de dois anos. J Prosthet Dent. 1997;77:313-320.

98. Moufti M A, Lilico J T, Wassell R W. Como fazer uma tala de estabilização bem ajustada. Dent Update2007; 34: 398-400, 402-404, 407-408.

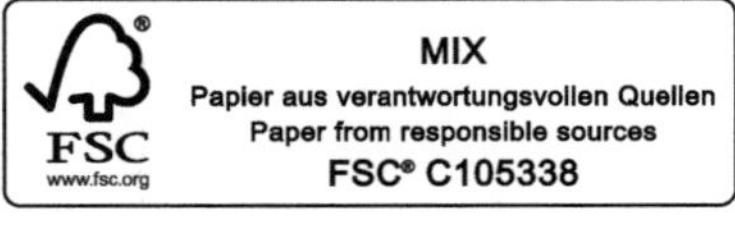

Printed by Books on Demand GmbH, Norderstedt / Germany